Afshan Rafeeq
Syed Yasir Hussain
Rahila Najam

Toxicidade hepática associada à aspirina - Dose de aspirina amiga do fígado

Afshan Rafeeq
Syed Yasir Hussain
Rahila Najam

Toxicidade hepática associada à aspirina - Dose de aspirina amiga do fígado

ScienciaScripts

Imprint

Cover image: www.ingimage.com

This book is a translation from the original published under ISBN 978-3-659-79205-2.

Publisher:
Sciencia Scripts
is a trademark of
Dodo Books Indian Ocean Ltd. and OmniScriptum S.R.L publishing group

120 High Road, East Finchley, London, N2 9ED, United Kingdom
Str. Armeneasca 28/1, office 1, Chisinau MD-2012, Republic of Moldova, Europe
Managing Directors: Ieva Konstantinova, Victoria Ursu
info@omniscriptum.com

Printed at: see last page
ISBN: 978-620-8-61584-0

ÍNDICE

AGRADECIMENTOS:

Com todo o respeito, agradeço ao Todo-Poderoso ALLAH por me ter abençoado com o impulso e a força para concluir esta difícil tarefa. Trabalhei com grandes pessoas e gostaria de reconhecer e estender a minha sincera gratidão às seguintes pessoas que contribuíram para a realização desta difícil tarefa.

Em primeiro lugar, gostaria de manifestar a minha gratidão à minha supervisora de investigação, a Dra. Rahela Najam, Professora Associada e Presidente do Departamento de Farmacologia da Faculdade de Farmácia da Universidade de Karachi, pela sua supervisão, encorajamento vital, compreensão, assistência, pela chamada de atenção constante e pela motivação tão necessária, pela ajuda e inspiração que me deu ao longo da minha investigação. Ela encoraja-me e apoia-me de várias formas.

Agradeço também à Dra. Talat Mirza, Professora Associada do Departamento de Patologia da Dow University of Health Sciences, pela sua ajuda nesta investigação.

Quero exprimir a minha sincera gratidão ao meu marido, o Dr. Syed Yasir Hussain, e os meus agradecimentos à minha amiga, a Sra. Farzeen Ilyas, pelo seu apoio gentil e moral, pela sua cooperação e pela sua ajuda na recolha dos temas de investigação.

Por último, mas não menos importante, os meus sinceros agradecimentos especiais aos meus queridos pais pelo seu apoio, orientação e orações, irmãs e irmãos, obrigado por serem irmãos carinhosos que prestaram a sua melhor cooperação durante todo o meu período educativo.

Afshan Rafeeq

ESQUEMA DE TRABALHO

Este estudo é um estudo descritivo e exploratório que explora as várias doses de aspirina ou ácido acetilsalicílico (75 mg, 100 mg, 150 mg, 300mg) e em diferentes preparações em diferentes parâmetros como enzimas hepáticas, PT, aPTT, fibrinogénio, contagens de plaquetas. Esta tese está dividida em cinco capítulos. O primeiro capítulo inclui a introdução da aspirina e as suas indicações, o mecanismo de ação, as interações entre as doses, o objetivo do estudo e a questão do estudo, etc. O capítulo dois abrange a revisão da literatura. O capítulo três inclui a metodologia do estudo, nomeadamente a seleção dos animais, os tratamentos, os medicamentos, os métodos de amostragem, a recolha e a análise dos dados, etc. O capítulo quatro contém as conclusões do estudo. Por último, o capítulo cinco analisa as principais conclusões do estudo.

CAPÍTULO 1

1. INTRODUÇÃO

1.1 ASPIRINA

A aspirina foi o primeiro membro descoberto dos medicamentos anti-inflamatórios não esteróides (AINE) (Warner; 2002). A aspirina, também conhecida como ácido acetilsalicílico, é um fármaco salicilato, um composto sintético com propriedades antipiréticas, analgésicas, anti-inflamatórias e antiplaquetárias (Awtry e Loscalzo; 2007).

Apesar da introdução de muitos medicamentos novos, a aspirina continua a ser o analgésico, antipirético e anti-inflamatório mais prescrito e constitui o padrão para a comparação e avaliação dos outros. A aspirina é o analgésico doméstico comum (Goodman et al; 2009).

Estudos demonstraram que a casca do salgueiro é conhecida há pelo menos 2 400 anos pelas suas propriedades terapêuticas, tendo Hipócrates sugerido o seu uso para as dores de cabeça (Simeon; 2012). O ingrediente ativo da aspirina, o "ácido salicílico", foi isolado pela primeira vez da casca do salgueiro em 1763 por Edward Stone do Wadham College, Universidade de Oxford (Stone; 1763). A síntese da aspirina é atribuída a Felix Hoffmann, um químico da Bayer, em 1897 (Sneader; 2000). A aspirina é um dos medicamentos mais utilizados no mundo, com um consumo previsível de 40.000 toneladas por ano ((Warner; 2002).

O ácido acetilsalicílico (AAS) em doses baixas é amplamente utilizado como agente desagregador na prevenção primária e secundária de doenças cardiovasculares. Num esforço para poupar a formação de prostaciclina e para reduzir os efeitos secundários gastrointestinais, foram introduzidas doses muito baixas e formulações com revestimento entérico de ácido acetilsalicílico (AAS). No entanto, ainda não é claro se estas diferentes formulações e dosagens são igualmente eficazes no que respeita à inibição da agregação plaquetária e da formação de tromboxano A2 (TXA2) (Bode-Boger et al; 1998).

1.2 INDICAÇÃO

Aspirina utilizada como:

- Um analgésico para aliviar dores ligeiras,
- Um antipirético para reduzir a febre,
- Medicação anti-inflamatória (Paterson et al; 2008).
- Pericardite,
- Doença arterial coronária,
- Enfarte agudo do miocárdio (Krumholz et al; 1995).

A aspirina tem sido utilizada para combater a febre e as dores associadas à constipação comum há mais de 100 anos, tendo a sua eficácia sido confirmada em ensaios clínicos controlados em adultos. 1 g de aspirina, em média, reduziu a temperatura corporal de 39,0 °C (102 °F) para 37,6 °C (100 °F) após 3 horas. O alívio começou após 30 minutos, e após 6 horas a temperatura ainda permanecia abaixo de 37,8 °C (100 °F). A aspirina também ajudou a aliviar a dor, o desconforto e a dor de cabeça (Bachert et al; 2005).

A febre reumática e a doença de Kawasaki continuam a ser uma das poucas indicações para a utilização de aspirina em crianças (Hsieh et al; 2004).

Foi igualmente estabelecido que podem ser administradas doses baixas de aspirina imediatamente após um enfarte do miocárdio para reduzir o risco de outro enfarte do miocárdio ou de morte do tecido cardíaco (Julian et al; 1996, Krumholz et al; 1995).

Existem duas utilizações distintas da aspirina na profilaxia de eventos cardiovasculares:

- prevenção primária
- Prevenção secundária

Prevenção primária:

A prevenção primária consiste em reduzir os acidentes vasculares cerebrais e os ataques cardíacos na população em geral que não tem problemas cardíacos ou vasculares diagnosticados.

Prevenção secundária:

A prevenção secundária destina-se a doentes com doença cardiovascular conhecida. São recomendadas doses baixas de aspirina para a prevenção secundária de acidentes vasculares cerebrais e ataques cardíacos.

Tanto para os homens como para as mulheres diagnosticados com doenças cardiovasculares, a aspirina reduz em cerca de um terço a probabilidade de um ataque cardíaco e de um acidente vascular cerebral isquémico. Isto traduz-se numa redução da taxa absoluta de 8,2% para 6,7% destes eventos por ano em pessoas que já sofrem de doenças cardiovasculares (Baigent et al; 2009).

A utilização de aspirina reduz a possibilidade de enfarte do miocárdio e de acidente vascular cerebral (Patrono et al; 2001). A aspirina também diminui significativamente a ocorrência do primeiro enfarte do miocárdio não fatal (PHSR Group; 1989 e Medical Research Council's General Practice Research Framework; 1998). A aspirina é eficaz na prevenção secundária de acontecimentos vasculares importantes (Patrono et al; 2001).

As diretrizes da United State Agency for Healthcare Research and Quality recomendam que, após a colocação de um stent na artéria coronária e/ou quaisquer outras intervenções coronárias percutâneas (ICP), a aspirina seja tomada até nova notificação (National guideline clearinghouse; 2012). Frequentemente, a aspirina é combinada com um inibidor do recetor de difosfato de adenosina (ADP), como o Clopidogrel, o Prasugrel ou o Ticagrelor, para evitar a coagulação do sangue. Isto é conhecido por terapia antiplaquetária dupla. Esta terapêutica antiplaquetária dupla é mantida durante, pelo menos, 12 meses, de acordo com a recomendação das diretrizes dos Estados Unidos, e durante 6-12 meses, de acordo com a recomendação das diretrizes europeias, após a colocação de um stent (Musumeci et al; 2011).

A aspirina é eficaz na prevenção de certos tipos de cancro, nomeadamente o cancro colorrectal (Algra e Rothwell; 2012). Estudos demonstraram que a aspirina reduz o risco global de contrair cancro e de morrer de cancro (Cuzick et al; 2014), podendo também reduzir ligeiramente a incidência de cancro do endométrio (Verdoodt et al;

2016), cancro da mama e cancro da próstata (Bosetti et al; 2012).

1.3 MECANISMO DE ACÇÃO:

1.3.1 Inibição da ciclo-oxigenase 1 e 2 (COX1 e COX2):

A ciclo-oxigenase é também conhecida como prostaglandina-endoperóxido sintase. A aspirina inibe irreversivelmente a prostaglandina-endoperóxido sintase 1 (PTGS1) e modifica a atividade enzimática da prostaglandina-endoperóxido sintase 2 (PTGS2). Normalmente, a PTGS2 produz prostanóides, a maioria dos quais são pró-inflamatórios. A PTGS2 modificada pela aspirina produz lipoxinas, a maioria das quais são anti-inflamatórias (Warner; 2002). Para além disso, a aspirina induz a formação de radicais de óxido nítrico (NO) no organismo. Isto reduz a adesão dos leucócitos, que é um passo importante na resposta imunitária à infeção (Paul-Clark et al; 2004). A aspirina acetila irreversivelmente um resíduo de serina na prostaglandina sintase plaquetária (Funk; 1991), uma enzima conhecida coletivamente como ciclo-oxigenase.

1.3.2 Supressão do tromboxano:

O tromboxano A_2 é o principal produto da ciclo-oxigenase presente nas plaquetas (FitzGerald; 1991). Uma vez que a aspirina acetilou a ciclo-oxigenase, o acesso do substrato ao seu sítio ativo fica bloqueado durante toda a vida da plaqueta. Assim, as novas plaquetas requerem a formação de tromboxano A_2, as novas plaquetas são regeneradas a uma taxa diária de aproximadamente 10 por cento (Patrono et al; 1985 e Di Minno et al; 1983). Um estudo sugere que 40 mg de aspirina uma vez por dia é capaz de inibir uma grande quantidade de libertação de tromboxano A_2, sendo a síntese de PGI_2 (prostaglandina I_2) ligeiramente afetada; no entanto, são necessárias doses maiores de aspirina para uma maior inibição (Tohgi et al; 1992).

1.4 EFEITOS SECUNDÁRIOS:

Os principais efeitos secundários indesejáveis da aspirina são:

- Úlceras gastrointestinais,
- Hemorragia do estômago,
- Zumbidos, especialmente em doses mais elevadas.

Nas crianças e adolescentes, a aspirina já não é utilizada para controlar os sintomas gripais ou os sintomas da varicela ou de outras doenças virais, devido ao risco de síndroma de Reye (Macdonald; 2002).

As doses baixas de ácido acetilsalicílico foram associadas ao risco mais baixo, e as doses moderadas causaram uma taxa relativamente elevada de eventos hemorrágicos, especialmente no que diz respeito a hemorragias menores, gastrointestinais e totais, e acidentes vasculares cerebrais (Serebruany et al; 2005).

No sistema respiratório, a aspirina pode causar:

- Asma
- Broncoespasmo
- Dispneia
- Edema pulmonar não cardiogénico

Os efeitos secundários dermatológicos incluem:

- Erupção cutânea
- Engioedema
- Urticária

Os efeitos secundários hematológicos incluem:

- Coagulação intravascular disseminada
- Anemia
- Hemorragia
- Prolongar o tempo de protrombina (Lacy et al; 2010-2011).

A aspirina também aumenta o risco de acidente vascular cerebral hemorrágico e outras hemorragias graves (Baigent et al; 2009), danos gastro duodenais significativos mesmo nas doses baixas utilizadas para proteção cardiovascular (Yeomans et al; 2009). Evitar o uso em caso de doença hepática grave (Lacy et al; 2011), porque a toxicidade hepática é relatada por aspirina (Bjorkman; 1998) dias ou semanas são necessários para desenvolver hepatotoxicidade (Zimmerman; 1981).

O potencial da aspirina e do salicilato para causar hepatotoxicidade foi reconhecido em 1980 (Prescott; 1980). Um outro estudo mostrou que a aspirina em doses elevadas para o tratamento da febre reumática em crianças causava toxicidade hepática (Karademir et al; 2003, Singh et al; 1992). Outro estudo sugeriu que a terapêutica com doses elevadas de aspirina para o tratamento do lúpus eritematoso sistémico desenvolvia hepatite (Wolfe; 1974).

1.5 DOSE DE ASPIRINA

> Analgesia e antipirético:

Via oral e rectal (criança):

10-15 mg/kg/dose de 4 em 4-6 horas, até um total de 4 gm/dia.

Oral (adulto): 325-650 mg de 4 em 4-6 horas até 4 gm/dia.

Rectal (adulto):

300-600 mg a cada 4-6 horas até 4 gm/dia.

> Anti-inflamatório:

Oral (criança):

Inicialmente 60-90 mg/kg/dia em doses divididas, manutenção: 80-100 mg/kg/dia divididos a cada 6-8 horas.

Oral (adulto):

Inicial 2,4-3,6 gm/dia em doses divididas, manutenção: 3,6-5,4 gm/dia em doses divididas.

> Doença de Kawasaki:

Oral (criança):

80-100 mg/kg/dia divididos de 6 em 6 horas.

> Antirreumático:

Oral (criança):

60-100 mg/kg/dia divididos de 4 em 4 horas.

> **Cirurgia de revascularização do miocárdio (CABG):**

Oral (adulto):

75-100 mg uma vez por dia, iniciada 6 horas após a cirurgia.

> **Infarto do miocárdio (IM):**

Oral (adulto):

75-100 mg uma vez por dia (prevenção primária)

> **Ajuste da dose em caso de insuficiência renal:**

CrCl <10 ml/minuto: Evitar a utilização

> **Ajuste de dose na doença hepática:**

Evitar a utilização em caso de doença hepática grave (Charles et al; 2010-2011).

A administração de ácido acetilsalicílico (aspirina), quer em doses antitrombóticas (5 mg/kg), que são amplamente utilizadas para prevenir eventos cardiovasculares em doentes, quer em doses analgésicas/antipiréticas (10 mg/kg), não interfere com os efeitos cardioprotectores do pré-condicionamento tardio contra o atordoamento do miocárdio. Em contrapartida, doses elevadas de ácido acetilsalicílico (25 mg/kg), que são utilizadas como terapia anti-reumática, anulam tanto a atividade da ciclooxigenase-2 (COX-2) como o pré-condicionamento tardio, sugerindo que as doses não selectivas de anti-inflamatórios não esteróides (AINE) devem ser utilizadas com precaução em doentes com doença cardiovascular aterosclerótica (Shinmura et al; 2003).

1.6. EFEITOS TÓXICOS DA ASPIRINA:

Devido à sua utilização generalizada e à sua disponibilidade imediata, os salicilatos são frequentemente a causa de intoxicação. A dose fatal varia consoante a preparação de salicilato. De 10 a 30 g de aspirina causaram a morte em adultos (Goodman et al; 2009).

Pensa-se que a aspirina, um fármaco potencialmente hepatotóxico, está relacionada com a dose (Zucker et al; 1975).

Sinais e sintomas:

A intoxicação crónica ligeira por salicilatos é designada por salicilismo. Quando totalmente desenvolvido, o sintoma inclui:

- Dor de cabeça,
- Tonturas,
- Zumbido nos ouvidos, dificuldade em ouvir,
- Diminuição da visão,
- Confusão mental,
- Lassidão,
- Sonolência,
- Transpiração,
- A sede,
- Hiperventilação,
- Náuseas, vómitos
- Ocasionalmente, diarreia (Goodman et al; 2009).

A sobredosagem de aspirina tem consequências possivelmente graves, levando por vezes a uma morbilidade e mortalidade importantes. Na intoxicação grave por aspirina, ocorrem os seguintes sinais e sintomas

- Temperatura corporal elevada,
- Alcalose respiratória,
- Acidose metabólica,
- Hipocalemia,
- Hipoglicemia,
- Ritmo respiratório acelerado,
- Confusão,
- Alucinação,
- Convulsão,

- Edema cerebral
- Vem,
- Paragem cardiopulmonar devido a edema pulmonar (causa de morte geralmente comum) (Thisted et al; 1987).

Tratamento:

O tratamento precoce de uma overdose aguda inclui a recuperação seguida de descontaminação gástrica por carvão ativado oral, que adsorve a aspirina no trato gastrointestinal (Vale e Kulig; 2003), sendo a dose repetida deste carvão ativado benéfica em caso de overdose de aspirina (Hillman, Prescott; 1985), o xarope de ipecacuanha para induzir o vómito não é recomendado no tratamento da overdose de aspirina (Chyka et al; 2007).

Fluidos intravenosos (fluidos IV):

Recomenda-se a administração de fluidos intravenosos com água de dextrose a 5% para manter um débito urinário entre 2 e 3 ml/kg/h (John; 2005).

Alcalinização da urina:

O bicarbonato de sódio é administrado em caso de sobredosagem de aspirina (nível de salicilato superior a 35 mg/dl 6 horas após a ingestão), independentemente do pH sérico, uma vez que aumenta a eliminação da aspirina na urina. É administrado até se atingir um pH urinário entre 7,5 e 8,0 (John; 2006).

Diálise

A hemodiálise pode ser utilizada para aumentar a eliminação de salicilato do sangue. É normalmente utilizada em doentes gravemente envenenados, com níveis sanguíneos de salicilato tão elevados como 100 mg/dL em consumos agudos ou 40 mg/dL em consumos crónicos (John; 2006).

A hemodiálise também tem o benefício de restaurar as anomalias electrolíticas e ácido-base através da eliminação do salicilato (Gaudreault et al; 1982).

1.7 INTERACÇÃO:

Interação da aspirina com outros medicamentos:

A aspirina pode aumentar o nível sanguíneo dos seguintes medicamentos e causar efeitos tóxicos:

• Metotrexato

causando febre, arrepios, feridas na boca, nódoas negras ou hemorragias, ou fezes negras

• Varfarina

hemorragia invulgar, nódoas negras, sangue na urina ou nas fezes, dores de cabeça, tonturas, fraqueza A aspirina pode diminuir os efeitos de:

• Inibidores da ECA,

• Diuréticos de ansa,

- Agentes uricosúricos.

Os efeitos da aspirina podem diminuir:

• Corticosteróides (sistémicos) (Charles et al; 2010-2011).

A utilização concomitante de inibidores selectivos dos receptores da serotonina (ISRS), antidepressivos e anti-inflamatórios não esteróides aumenta o risco de consequências adversas gastrointestinais, como a hemorragia. Esta consequência reduz-se com a alteração da terapêutica com anti-inflamatórios não esteróides ou inibidores selectivos dos receptores da serotonina ou com a administração de medicamentos protectores das úlceras (Mort et al; 2006).

Interação da Aspirina com os alimentos:

• Os alimentos que contêm cafeína podem potencialmente interagir com a aspirina. O consumo conjunto de cafeína e aspirina aumenta o estado de alerta e a vigilância.

• As bebidas à base de álcool podem potencialmente interagir com a aspirina. Os doentes com consumo crónico de álcool, quando tomam aspirina com álcool, podem provocar danos no fígado.

- A aspirina pode afetar destrutivamente as células que revestem o estômago e levar à quebra da camada protetora que protege as células estomacais do ácido, levando a dor e a uma maior probabilidade de úlceras estomacais. O leite ajuda a neutralizar os níveis de ácido no estômago durante a digestão, facilitando a diminuição destes efeitos indesejáveis (Tremblay; 2015).

1.8 ADMINISTRAÇÃO:

- Não esmagar o comprimido de libertação prolongada ou o comprimido com revestimento entérico.

- Administrar com alimentos ou um copo cheio de água para minimizar o desconforto gastrointestinal.

- Para o enfarte agudo do miocárdio, utilizar um comprimido para mastigar (Charles et al; 2010-2011).

1.9 OBJECTIVO DO ESTUDO

O principal objetivo deste estudo é explorar os efeitos de várias doses de aspirina ou ácido acetilsalicílico (75mg, 150mg, 100mg, 300mg) em diferentes preparações (com revestimento entérico, sem revestimento entérico) no perfil hepático (SGOT, SGPT) e no PT, aPTT, nível de fibrinogénio, contagem de plaquetas e tempo de hemorragia.

O objetivo secundário deste estudo é explorar a provável dose óptima de ácido acetilsalicílico.

1.10QUESTÃO DE ESTUDO:

Com base no objetivo, o estudo explorou respostas à questão de saber quais são os efeitos de várias doses de ácido acetilsalicílico em diferentes preparações sobre o perfil hepático, o TP, o TTPa, o nível de fibrinogénio, a contagem de plaquetas e também explorou a provável dose óptima de aspirina.

Resumo

Este capítulo contém a introdução, a indicação, o mecanismo de ação, a dose, a toxicidade por sobredosagem, a interação e a administração da aspirina. Além disso, o objetivo do estudo e a pergunta do estudo também estão incluídos neste capítulo. O capítulo seguinte apresentará a revisão da literatura sobre o tema do estudo.

CAPÍTULO 2

2. REVISÃO DA LITERATURA

Este capítulo apresenta uma revisão da literatura relevante para o estudo. A literatura relevante estudada inclui artigos de investigação publicados em jornais indexados e revistos por pares. A revisão da literatura para este estudo é derivada de bases de dados como MEDLINE, Science Diret.

2.1 EFEITOS DA ASPIRINA NA CONTAGEM DE PLAQUETAS:

As plaquetas fornecem o tampão hemostático inicial no local da lesão vascular. Participam igualmente na trombose patológica que conduz ao enfarte do miocárdio, ao acidente vascular cerebral e à trombose vascular periférica. A ação da aspirina sobre a ciclo-oxigenase plaquetária é permanente e dura toda a vida da plaqueta (7 a 10 dias). Assim, doses repetidas de aspirina produzem um efeito cumulativo na função plaquetária. A inativação completa da ciclo-oxigenase plaquetária é conseguida com a toma diária de 160 mg de aspirina. Por conseguinte, a aspirina é maximamente eficaz como agente antitrombótico em doses muito inferiores às necessárias para outras acções do medicamento (Goodman et al; 2009).

O tempo de vida médio de uma plaqueta é normalmente de apenas 5 a 9 dias. As plaquetas desempenham um papel fundamental na hemostase e são uma fonte natural de factores de crescimento. Circulam no sangue dos mamíferos e estão envolvidas na hemostase, levando à formação de coágulos sanguíneos. Se o número de plaquetas for demasiado baixo, podem ocorrer hemorragias excessivas. No entanto, se o número de plaquetas for demasiado elevado, podem formar-se coágulos sanguíneos (trombose), que podem obstruir os vasos sanguíneos e resultar em acontecimentos como um acidente vascular cerebral, um enfarte do miocárdio, uma embolia pulmonar ou o bloqueio de vasos sanguíneos para outras partes do corpo, como as extremidades dos braços ou das pernas. Uma anomalia ou doença das plaquetas é designada por trombocitopatia (Anthea et al; 1993).

Uma contagem normal de plaquetas num indivíduo saudável situa-se entre 150.000 e 450.000 por microlitro de sangue (150-450 x 10^9/L) (Kumar & Clark; 2005). Uma contagem normal de plaquetas não é garantia de uma função adequada. Nalguns estados, as plaquetas, apesar de estarem em número adequado, são disfuncionais. Por exemplo, a aspirina perturba irreversivelmente a função plaquetária ao inibir a ciclo-oxigenase-1 (COX1) e, consequentemente, a hemostase normal . As plaquetas resultantes não têm ácido desoxirribonucleico (ADN) e são incapazes de produzir nova ciclo-oxigenase. A função plaquetária normal só regressa após a interrupção da utilização da aspirina e quando um número suficiente de plaquetas afectadas tiver sido substituído por novas plaquetas, o que pode demorar mais de uma semana (www.annals.org/cgi).

Verificaram-se associações significativas entre hemorragias graves e a contagem de plaquetas no soro e o rácio normalizado internacional. A terapêutica recente com aspirina não parece aumentar significativamente o risco de complicações hemorrágicas associadas à biopsia (Atwell et al; 2010). Sabe-se que a aspirina suprime acentuadamente a função plaquetária (Kim et al; 2009).

A aspirina tornou-se um dos agentes farmacêuticos mais versáteis conhecidos, com eficácia demonstrada numa miríade de situações clínicas. O papel central das plaquetas na patogénese e na fisiopatologia das doenças cardiovasculares, combinado com a compreensão atual dos efeitos antiplaquetários da aspirina, colocou este agente na base do tratamento das doenças cardiovasculares (Awtry & Loscalzo; 2007). A aspirina é um agente antiplaquetário e um fármaco cardiovascular. No entanto, a dose ideal para prevenir a trombose coronária e cerebral tem sido motivo de debate desde há muito tempo. Para os doentes com doença cardíaca isquémica, o intervalo recomendado para a prevenção de um evento secundário, com base em fortes evidências clínicas, é de 75-160 mg de aspirina/dia. Para os doentes com doença cerebrovascular, as recomendações variam entre 30-1300 mg/dia (Carlo; 1998).

A terapêutica antiplaquetária é um componente importante do nosso arsenal para a prevenção do AVC recorrente. A aspirina é um fármaco antiplaquetário seguro e eficaz na prevenção do AVC recorrente (Gorelick; 2008). As plaquetas representam um elo de ligação entre a inflamação, a trombose e a aterogénese, e uma maior ativação plaquetária é considerada um risco para as doenças trombóticas. O nível de expressão da P-selectina (CD62P) na superfície das plaquetas é um marcador útil da ativação das plaquetas (Okanoa et al; 2009).

As plaquetas activadas desempenham um papel importante no encerramento agudo do vaso após angioplastia coronária. Embora a aspirina seja a terapia de rotina durante a angioplastia, ela previne de forma incompleta o fechamento agudo. Isto pode dever-se a uma dosagem subóptima. A adição de uma dose elevada de aspirina à dose baixa diária de aspirina, 1 dia antes da angioplastia coronária, reduziu significativamente a ativação plaquetária (Ten Berg et al; 2002).

O tratamento com aspirina é amplamente utilizado para inibir a atividade plaquetária e para reduzir a morbilidade e a mortalidade em doentes que apresentam um enfarte agudo do miocárdio ou um acidente vascular cerebral (Schwertnera; 2006). Uma dose diária de aspirina igual ou inferior a 100 mg, que pode ter menos efeitos secundários, está associada a uma maior incidência de resistência à aspirina em doentes com doença arterial coronária (Lee et al; 2005).

May et al (1997) determinaram os efeitos do tratamento uma vez por dia durante cinco dias com aspirina simples 300 mg, aspirina simples 75 mg, aspirina com revestimento entérico 300 mg ou placebo. As três preparações de aspirina foram igualmente eficazes quando comparadas com duas doses diárias. Após cinco doses diárias, não se registou qualquer inibição adicional da resposta plaquetária. A aspirina simples 300 mg atingiu o seu efeito máximo após uma única dose, mas a aspirina com revestimento entérico 300 mg (e por vezes a aspirina simples 75 mg) produziu uma inibição submáxima após uma única dose (May et al; 1997).

2.2 EFEITOS DA ASPIRINA NO TEMPO DE PROTROMBINA E NO TEMPO DE TROMBOPLASTINA PARCIAL ACTIVADA:

O tempo de protrombina (TP) e as suas medidas derivadas do rácio de protrombina (PR) e do rácio normalizado internacional (INR) são medidas da via extrínseca da coagulação. São utilizados para determinar a tendência de coagulação do sangue, na medição da dosagem de varfarina, da lesão hepática e do estado da vitamina K. O intervalo de referência para o tempo de protrombina é normalmente de 12-15 segundos; o intervalo normal para o rácio normalizado internacional (INR) é de 0,8-1,2. O tempo de protrombina (TP) mede os factores I, II, V, VII e X. É utilizado em conjunto com o tempo de tromboplastina parcial activada (TTPa), que mede a via intrínseca (www.BCGuidelines.ca).

O tempo de tromboplastina parcial (PTT) ou tempo de tromboplastina parcial activada (aPTT ou APTT) é um indicador de desempenho que mede a eficácia das vias "intrínseca" (atualmente designada por via de ativação por contacto) e comum da coagulação, para além de detetar anomalias da coagulação sanguínea (www.nlm.nih.gov).

O tempo de protrombina (TP) é uma análise ao sangue que mede o tempo que a parte líquida (plasma) do sangue demora a coagular (Schafer et al; 2007).

São necessários cerca de 12 factores de coagulação sanguínea para que o sangue coagule (coagulação). A protrombina, ou fator II, é um dos factores de coagulação produzidos pelo fígado. A vitamina K é necessária para produzir protrombina e outros factores de coagulação. O tempo de protrombina é um exame importante porque verifica se estão presentes cinco factores diferentes de coagulação do sangue (factores I, II, V, VII e X). O tempo de protrombina é prolongado por:

- Medicamentos para afinar o sangue, como a heparina. Outro teste, o teste do tempo de tromboplastina parcial activada (aPTT), é um teste melhor para saber se está a ser utilizada a dose correta de heparina.
- Níveis baixos de factores de coagulação do sangue.
- Uma alteração da atividade de qualquer um dos factores de coagulação.
- A ausência de qualquer um dos factores de coagulação.
- Outras substâncias, chamadas inibidores, que afectam os factores de coagulação.
- Um aumento da utilização dos factores de coagulação.

Um tempo de protrombina anormal é frequentemente causado por doença ou lesão hepática ou por tratamento com anticoagulantes (Healthwise, Incorporated; 1995-

2010).

2.3 EFEITOS DA ASPIRINA NO NÍVEL DE FIBRINOGÉNIO:

O fibrinogénio (fator I) é uma glicoproteína , plasmática solúvelsintetizada pelo fígado, que é convertida pela trombina em fibrina durante a coagulação do sangue. Os processos na cascata de coagulação activam o zimogénio protrombina para a serina protease trombina, que é responsável pela conversão do fibrinogénio em fibrina (Muszbek et al; 2008). Os níveis de fibrinogénio podem ser medidos no sangue venoso. Os níveis normais são de cerca de 1,5-2,77 g/L, consoante o método utilizado (Lang et al; 2009). Níveis mais elevados estão, entre outros, associados a doenças cardiovasculares (>3,43 g/L). Pode estar elevada em qualquer forma de inflamação, uma vez que é uma proteína de fase aguda. Por exemplo, é especialmente evidente no tecido gengival humano durante a fase inicial da doença periodontal (Schroeder et al; 1976). A deficiência adquirida de fibrinogénio é encontrada após hemodiluição, perdas de sangue e/ou consumo, como em pacientes com trauma, durante algumas fases da coagulação intravascular disseminada (CID) e também na sépsis. Em doentes com deficiência de fibrinogénio, a correção da hemorragia é possível através da infusão de plasma fresco congelado (FFP), crioprecipitado (uma fração de plasma rica em fibrinogénio) ou concentrados de fibrinogénio (Fries et al; 2009).

O fibrinogénio pode modular a fagocitose de partículas revestidas com IgG in vitro, alterando o comportamento de ligação da IgG, e que níveis elevados de fibrinogénio podem afetar negativamente a fagocitose (Boehm et al; 2010).

O fibrinogénio é um importante fator de risco cardiovascular. O fibrinogénio pode também ser um fator de risco para as sequelas das doenças cardiovasculares. O fibrinogénio afecta fortemente a coagulação sanguínea, a reologia do sangue e a agregação plaquetária. Além disso, o fibrinogénio e os seus metabolitos têm efeitos diretos na parede vascular. Por último, o fibrinogénio é uma proteína de fase aguda importante. Todos estes fenómenos podem fornecer algumas indicações sobre os mecanismos fisiopatológicos envolvidos. Conclui-se que o fibrinogénio representa um fator de risco importante e independente que deve agora ser incluído no perfil de risco cardiovascular (Ernst; 1993).

Para além do seu efeito antiplaquetário, a aspirina tem efeitos fibrinolíticos e hipoprotrombinémicos (Bjornsson et al; 1989).

2.4 EFEITOS DA ASPIRINA NAS ENZIMAS HEPÁTICAS:

A maioria das análises laboratoriais de rotina inclui quatro enzimas hepáticas distintas. São elas

- Aspartato aminotransferase (AST ou SGOT) e
- Alanina aminotransferase (ALT ou SGPT),

que são conhecidas em conjunto como transaminases; e

- Fosfatase alcalina (AP) e
- Gama-glutamil transferase (GGT),

que são conhecidos em conjunto como enzimas hepáticas colestáticas. A elevação destas enzimas pode indicar a presença de doença hepática.

A Aspartato aminotransferase (AST) e a Alanina aminotransferase (ALT) são designadas conjuntamente por transaminases. Estão associadas a inflamação e/ou lesão das células do fígado, uma condição conhecida como lesão hepatocelular do fígado. Os danos no fígado resultam normalmente numa fuga de aspartato aminotransferase (AST) e alanina aminotransferase (ALT) para a corrente sanguínea. Como a aspartato aminotransferase (AST) se encontra em muitos outros órgãos para além do fígado, incluindo os rins, os músculos e o coração, ter um nível elevado de aspartato aminotransferase (AST) nem sempre (mas muitas vezes sim) indica que existe um problema hepático. Por exemplo, mesmo o exercício físico vigoroso pode elevar os níveis de aspartato aminotransferase (AST) no organismo. Por outro lado, como a alanina aminotransferase (ALT) se encontra principalmente no fígado, níveis elevados de alanina aminotransferase (ALT) indicam quase sempre que há um problema hepático.

Os valores normais da aspartato aminotransferase (AST) e da alanina aminotransferase (ALT) são de 0 a 40 UI/L e de 0 a 45 UI/L, respetivamente. (UI/L significa unidades internacionais por litro e é a forma mais comummente aceite de medir estas enzimas específicas). O rácio entre a aspartato aminotransferase (AST) e a alanina aminotransferase (ALT) também pode fornecer informações úteis sobre a extensão e a causa da doença hepática. A maioria das doenças hepáticas é caracterizada por maiores elevações da alanina aminotransferase (ALT) do que da aspartato aminotransferase (AST). Existem duas excepções a esta regra. Tanto a cirrose como o abuso de álcool estão associados a níveis mais elevados de aspartato aminotransferase (AST) do que de alanina aminotransferase (ALT), frequentemente numa proporção de aproximadamente 2:1 (Palmer; 2004).

O nível sérico de transaminase glutâmico-oxaloacética estava elevado (superior a 39 UI/litro) em 59% das crianças tratadas com aspirina. O grau e a prevalência das elevações de SGOT correlacionaram-se com a dose de aspirina e o nível de salicilato sérico. No entanto, os valores elevados de SGOT estavam frequentemente presentes em crianças que recebiam doses moderadas de aspirina e tinham níveis séricos de salicilato inferiores a 25 mg/100 ml. Os valores elevados de SGOT diminuíram proporcionalmente ao grau de redução da dose de aspirina (Bernstein et al; 1977).

Estudos anteriores sugeriram que a aspirina causa hepatite, particularmente em doentes com lúpus eritematoso sistémico (Seaman et al; 1974). Um doente com uma grande dose de terapia com aspirina, diagnosticado com lúpus eritematoso sistémico, desenvolveu hepatite. As provas de função hepática revelaram também uma disfunção hepatocelular moderadamente grave, que desapareceu após a interrupção do tratamento (Wolfe et al; 1974). Um doente com talassemia falciforme e artrite reumática apresentou irregularidades no tempo de protrombina (TP), na transaminase glutâmica oxaloacética sérica (SGOT), na transaminase glutâmica pirúvica sérica (SGPT) e nos valores da fosfatase alcalina como resultado da terapêutica com aspirina. Estas irregularidades nos níveis acima mencionados desenvolveram-se com níveis de salicilato tão baixos como 18 mg/100 ml e continuaram durante mais de 60 dias após a interrupção da terapia com aspirina (Athreya et al; 1973).

2.5 EFEITOS DA ASPIRINA NO PERFIL LIPÍDICO:

O perfil lipídico é um grupo de exames que são pedidos frequentemente em conjunto para determinar o risco de doença coronária. São exames que mostraram ser bons indicadores da probabilidade de uma pessoa ter um infarto do miocárdio ou um acidente vascular cerebral causado por obstrução dos vasos sanguíneos ou endurecimento das artérias (aterosclerose). O perfil lipídico inclui normalmente

- Colesterol total

- Colesterol de lipoproteínas de alta densidade (HDL-C) - frequentemente designado por colesterol bom

- Colesterol de lipoproteínas de baixa densidade (LDL-C) - frequentemente designado por colesterol mau

- Triglicéridos (Associação Americana de Química Clínica; 2009).

Tal como Kotani et al (2010) sugeriram que as alterações do metabolismo do colesterol podem estar associadas ao metabolismo da aspirina em pessoas idosas (Kotani et al; 2010). Conforme relatado por Magdalena et al (2007), o papel do conteúdo de colesterol plasmático e plaquetário na capacidade do ácido acetilsalicílico (AAS) de acetilar as proteínas plaquetárias e inibir a função plaquetária. O colesterol plasmático elevado é um fator determinante importante da acetilação das plaquetas induzida pelo ácido acetilsalicílico (AAS) e da diminuição da sensibilidade das plaquetas ao ácido acetilsalicílico (ASA) (Bonclera et al; 2007).

A oxidação das lipoproteínas de baixa densidade é uma das principais vias patogénicas da aterosclerose. A aspirina, um medicamento habitualmente prescrito em doentes com aterosclerose, quando administrada numa dose de 300 mg/dia, pode diminuir a suscetibilidade das LDL à modificação oxidativa (Waterman et al; 2009).

A hiperlipidemia e o aumento da lipoproteína (Lp)(a) sérica são factores de risco independentes para a aterosclerose e as suas complicações. A concentração sérica da lipoproteína Lp(a) não é influenciada pela maioria das terapêuticas hipolipemiantes, com exceção da niacina. Recentemente, tem sido relatado que a aspirina também diminui os seus níveis. A aspirina reduz o aumento dos níveis séricos da lipoproteína

Lp(a) em doentes com AVC isquémico (Ranga et al; 2007). Foi sugerido que a aspirina é um antioxidante e também é conhecida por melhorar o perfil lipídico. A aspirina na dose de 100 mg/kg mostrou uma diminuição significativa do colesterol total, do LDL-C, do VLDL-C e do índice aterogénico e um aumento significativo do HDL-C. O tratamento com aspirina impediu o aumento da pressão arterial e da frequência cardíaca e melhorou significativamente a sensibilidade barorreflexa nos ratos hipercolesterolémicos. Os ratos hipercolesterolémicos apresentaram uma geração de radicais livres, evidenciada por um aumento significativo da peroxidação lipídica no soro e uma redução significativa do teor de glutatião reduzido no soro.

O tratamento com aspirina diminuiu significativamente a peroxidação lipídica e aumentou significativamente o teor de glutatião reduzido (Tauseef et al; 2007).

2.6 EFEITOS DA ASPIRINA NAS ENZIMAS CARDÍACAS:

Creatina quinase (CK), também conhecida como creatina fosfoquinase (CPK) ou fosfocreatina quinase (Goldblatt; 1969). Os valores normais situam-se geralmente entre 60 e 400 UI/L (Armstrong et al; 2008).

O teste da isoenzima CPK mede as diferentes formas de creatina fosfoquinase (CPK) no sangue. A CPK é uma enzima que se encontra principalmente no coração, no cérebro e no músculo esquelético (Anderson; 2007, Barohn; 2007). As enzimas cardíacas são proteínas das células do músculo cardíaco que são libertadas para a corrente sanguínea quando o músculo cardíaco é danificado, como durante um enfarte do miocárdio (MI). Por conseguinte, a medição das enzimas cardíacas é frequentemente um passo importante no diagnóstico do enfarte do miocárdio. A prática clínica atual consiste em medir duas enzimas cardíacas diferentes quando há suspeita de enfarte do miocárdio:

- Creatina quinase (CK),
- Troponina (T).

A CK é liberada na corrente sanguínea 4 a 6 horas após a lesão de células cardíacas, e os níveis máximos de CK são observados após 24 horas. Níveis elevados de CK geralmente, mas nem sempre, indicam lesão do músculo cardíaco. Por vezes, os níveis de CK também podem estar aumentados com lesões noutros tipos de células (Fogoros; 2009).

A CK, entretanto, não está presente apenas nas células do músculo cardíaco, mas em todas as células musculares do corpo, assim como nas células cerebrais e pulmonares. Como diferentes formas de CK podem estar aumentadas devido a lesão do músculo esquelético, doença hepática ou doença renal, é usado um exame especializado para determinar que percentagem da CK total é devida ao tipo produzido por músculos cardíacos danificados (chamada "CK-MB").

Após um infarto do miocárdio, os níveis de CK-MB seguem um padrão específico e previsível. Os níveis de CK-MB começam a subir cerca de 3 a 6 horas após o infarto do miocárdio, com os níveis mais altos ocorrendo cerca de 12 a 24 horas após o infarto do miocárdio. Cerca de 12 a 48 horas após o infarto do miocárdio, a CK-MB na corrente sanguínea volta a níveis normais. Para observar este padrão, é efectuada uma série de análises ao sangue em várias alturas após o início dos sintomas iniciais do doente - normalmente imediatamente após a chegada ao hospital e, depois, a cada 6 a 8 horas durante as 24 horas seguintes (Carson-DeWitt; 2008).

Gerrah referiu que o grupo tratado com aspirina apresentava um nível significativamente mais baixo de creatina quinase em comparação com o grupo não tratado com aspirina. Os doentes tratados com aspirina têm um fator de crescimento endotelial vascular mais baixo (Gerrah et al; 2004).

O objetivo do presente estudo é explorar os efeitos da aspirina em várias doses (75mg (CE), 100mg, 150 (CE)mg e 300mg) em diferentes preparações (com revestimento entérico (CE), sem revestimento entérico) nas enzimas hepáticas e explorar a dose ideal de aspirina em doentes com insuficiência hepática.

Resumo

Este capítulo apresentou um conteúdo aprofundado sobre o efeito da aspirina em diferentes parâmetros, como as enzimas hepáticas, o TP, o TTPa, o nível de fibrinogénio, a contagem de plaquetas, o perfil lipídico e as enzimas cardíacas. O próximo capítulo apresentará a metodologia deste estudo.

CAPÍTULO 3

Este capítulo descreve a metodologia de investigação, que inclui a seleção dos animais e o tratamento, os medicamentos, o protocolo experimental e os métodos de amostragem. Além disso, ilustra o instrumento de recolha de dados e o processo de recolha e análise de dados.

3. MATERIAIS E MÉTODOS

3.1 Seleção de animais e tratamento

Este estudo foi efectuado em 50 coelhos de raça local de ambos os sexos, pesando entre 900-1400 gramas, adquiridos a um fornecedor local de coelhos. Todos os animais foram igualmente divididos em grupos de 10 animais, 1 grupo, constituído por 10 coelhos, serviu de controlo e os restantes 4 grupos foram tratados com medicamentos.

Os coelhos foram engaiolados aos pares numa gaiola de ferro com temperatura ambiente controlada (21± 1^0C) e humidade (50-60%) (Qazi et al; 2014, Feroz et al; 2011)). Todos os coelhos foram alimentados com dieta de lucerna hey.

Após 10 dias e 30 dias, foram colhidas amostras de sangue dos animais para verificar os efeitos do medicamento.

3.2 Drogas

Aspirina 75mg (CE), 100mg, 150mg (CE) e 300mg foram adquiridas numa loja médica local e preparadas numa dose em água destilada. O medicamento foi administrado por via oral uma vez por dia aos grupos tratados e a água destilada foi administrada por via oral uma vez por dia ao grupo de controlo durante o período de 10 dias e 30 dias.

3.3 Protocolo experimental

Todos os coelhos foram igualmente divididos em 5 grupos, cada grupo composto por 10 coelhos, um grupo serviu de controlo e os outros 4 grupos foram tratados com medicamentos. O protocolo experimental foi concebido para administrar diferentes doses e diferentes preparações de aspirina por via oral uma vez por dia durante 10 dias e 30 dias.

Todos os grupos receberam o medicamento da seguinte forma:

(i) grupo de controlo servido com água destilada

(ii) aspirina 75mg (CE) numa dose de 1,1mg/kg/dia

(iii) aspirina 100mg numa dose de 1,4mg/kg/dia

(iv) aspirina 150mg (CE) numa dose de 2,14mg/kg/dia

(v) aspirina 300mg numa dose de 4,28mg/kg/dia.

Antes de iniciar a dosagem, foram recolhidas amostras de sangue do grupo de controlo através de punção cardíaca. Após 10 dias e 30 dias de dosagem, foram recolhidas amostras de sangue para determinar diferentes parâmetros hematológicos (Alam e Najam; 2015).

No final do estudo, todos os animais foram sacrificados para efeitos de análise histopatológica de órgãos como o fígado, o coração e o rim.

3.4 Recolha de amostras

As amostras de sangue foram colhidas através de punção cardíaca em 3 tipos diferentes de tubos:

1 Tubos de vácuo Bio Vac EDTA.K3 para recolha de sangue puro para estudo de parâmetros hematológicos.

2 Tubos Bio Vac de citrato de sódio a 3,2% para recolha de plasma para estudo do efeito anticoagulante.

3 Tubos de gel Bio Vac para recolha de soro para estudo de enzimas hepáticas, perfil lipídico e enzimas cardíacas

Após a recolha das amostras, 2 ml de sangue para tubos EDTA.K_3, 3 ml de sangue para tubos de citrato de sódio a 3,2% e 5 ml para tubos de gel, o plasma e o soro foram separados por centrifugação das amostras de sangue em Human 14K (Alemanha) a 3000 RPM durante 15 minutos. O plasma e o soro separados foram armazenados a 2-8°C e, no prazo de 3 horas, todas as estimativas hematológicas e bioquímicas foram efectuadas com o Humalyzer (Human Germany), utilizando kits de reagentes padrão da Human Germany.

3.5 Parâmetros bioquímicos

3.5.1 Teste de função hepática

Depois de separar o soro, as enzimas hepáticas transaminase glutâmico-pirúvica sérica e transaminase glutâmico-oxeloacética sérica (SGPT e SGOT) foram medidas pelo Humalyzer (Human Germany), utilizando kits de reagentes normalizados da Human Germany.

i. Transaminase glutâmico-pirúvica sérica

Utilizar-se-á a transaminase glutâmico-pirúvica (GPT) (ALAT) IFCC mod (método de ensaio liqui UV Alanina aminotransferase (EC 2.6.1.2)) (Schumann et al; 2003).

Método

Método cinético para a determinação da atividade da ALAT de acordo com as recomendações do painel de peritos da IFCC (Federação Internacional de Química Clínica). Sem ativação de piridoxalfosfato.

Princípio de reação

$$\text{2-Oxaloacetate+L-Alanine} \xrightarrow{\text{GPT}} \text{L-glutamate + pyruvate}$$

$$\text{Pyruvate + NADH +}H^{+} \xrightarrow{\text{LDH}} \text{L-lactate + }NAD^{+}$$

Conteúdo

BUF: Tampão / Reagente enzimático 200 ml

Tampão TRIS (ph 7,5)	150 mmol/l
L-alanina	750 mmol/l
LDH	> 1,2 k U/l

SUB: Substrato 50ml

2- Oxoglutarato	90 mmol/l

NADH	0,9 mmol/l

Preparação e estabilidade dos reagentes

Verter todo o conteúdo do frasco do substrato para o frasco do tampão e misturar bem. O reagente de trabalho é estável durante 4 semanas a 2-8°C e 5 dias a 15-25°C.

Procedimento de ensaio

Comprimento de onda	Hg 365 nm, 340 nm ou Hg 334 nm
Percurso ótico	1 cm
Temperatura	37 °C
Medida	Contra o ar (absorção decrescente)

Aquecer o reagente e as cuvetes até à temperatura desejada. A temperatura deve ser mantida constante (± 0,5 °C) durante todo o ensaio.

Esquema de pipetagem

Pipetar para as cuvetes	Reagente em branco	DST ou Amostra
Amostra / DST	----------	100µl
Reagente de trabalho	1000 µl	
Misturar, ler a absorvância após 1 minuto a 37 °C e, ao mesmo tempo, iniciar o cronómetro. Ler novamente a absorvância exatamente após 1, 2 e 3 minutos		

ii. Transaminase glutâmico-oxeloacética sérica

Utilizar-se-á a transaminase glutâmico-oxeloacética (GOT), (ASAT) IFCC mod (método de ensaio liqui UV Aspartato aminotransferase (EC 2.6.1.1)) (Schumann et al; 2003).

Método

Método cinético para a determinação da atividade ASAT de acordo com as recomendações do painel de peritos da IFCC (Federação Internacional de Química Clínica). Sem ativação de piridoxalfosfato.

Princípio de reação

GOT

2-Oxaloacetate+L-Aspartate $\rightleftharpoons$ L-glutamate + Oxaloacetato

MDH

Oxaloacetate + NADH +H^+ $\rightleftharpoons$ L-Malate + NAD^+

Conteúdo

BUF : Tampão / Reagente enzimático 200 ml

Tampão TRIS (ph 7,5)	100 mmol/l
L-Aspartato	300 mmol/l
LDH	> 0,9 k U/l
MDH	> 0,6 k U/l

SUB: Substrato 50ml

2- Oxoglutarato	60 mmol/l
NADH	0,9 mmol/l

Preparação e estabilidade dos reagentes

Verter todo o conteúdo do frasco do substrato para o frasco do tampão e misturar bem. O reagente de trabalho é estável durante 4 semanas a 2-8°C e 5 dias a 15-25°C.

Procedimento de ensaio

Comprimento de onda	Hg 365 nm, 340 nm ou Hg 334 nm
Percurso ótico	1 cm
Temperatura	37 °C
Medição	Contra o ar (absorção decrescente)

Aquecer o reagente e as cuvetes até à temperatura desejada. A temperatura deve ser mantida constante (± 0,5 °C) durante todo o ensaio.

Esquema de pipetagem

Pipetar para as cuvetes	Reagente em branco	DST ou Amostra
Amostra / DST	-----------	100µl
Reagente de trabalho	1000 µl	
Misturar, ler a absorvância após 1 minuto a 37 °C e, ao mesmo tempo, iniciar o cronómetro. Ler novamente a absorvância exatamente após 1, 2 e 3 minutos		

3.6 Parâmetros hematológicos

3.6.1 Estimativa da hemoglobina

A estimativa da hemoglobina foi efectuada diretamente no analisador automático Huma Count Plus (analisador de hematologia diferencial de 3 partes com histograma. Modelo n.º 16400/S) da Human Germany.

3.6.2 Contagem de plaquetas

A estimativa das plaquetas foi efectuada diretamente no analisador automático Huma Count Plus (analisador de hematologia diferencial de 3 partes com histograma. Modelo n.º 16400/S) da Human Germany.

3.7 Parâmetros de coagulação

Após a separação do plasma, o TP (tempo de protrombina) e o FB (nível de fibrinogénio) foram medidos pelo Humaclot duo (analisador de coagulação, modelo n.º 18650) (Human Germany), utilizando kits de reagentes padrão da Human Germany.

3.7.1 Tempo de protrombina (TP)

A tromboplastina hemostática -SI (determinação manual e automática do tempo de protrombina (TP, Quick Test)) pode ser utilizada para avaliar os factores de coagulação nas vias extrínseca e comum da coagulação (Hirsh et al; 1992).

Princípio de ensaio

O TP de uma fase mede o tempo de coagulação do plasma após a adição de uma fonte de fator tecidular (tromboplastina) e de cálcio. A recalcificação do plasma na presença de fator tecidular gera fator Xa ativado, com a consequente formação de trombina e, por fim, um coágulo de fibrina insolúvel.

Conteúdo

RGT: 2 ml de reagente de tromboplastina, liofilizado

cérebro de coelho	2.6%
$CaCl_2$	0.13%
Sais e estabilizadores	

Preparação e estabilidade dos reagentes

Reconstituir o RGT com exatamente 2 ml de água destilada. Agitar suavemente até a solução estar completamente formada e deixar o frasco em repouso durante 15 minutos à temperatura ambiente. O reagente de trabalho é estável durante 7 dias a 2-8°C e 24 horas a 15-37°C.

Procedimento de ensaio

RGT pré-aquecido a 37°C

Pipeta para um tubo de ensaio previamente aquecido	
Plasma / Controlo	0,1 ml
Incubar durante 3-5 minutos a 37°C	
Adicionar RGT pré-aquecido	0,2 ml
Iniciar o temporizador com a adição do reagente. Registar o tempo necessário para a formação do coágulo	

3.7.2 Nível de fibrinogénio (FB)

Será utilizado o hemostato de fibrinogénio (determinação manual e automatizada do fibrinogénio plasmático) (documento NCCLS H21-A3 1998).

Princípio de ensaio

O fibrinogénio hemostático baseia-se no método mais comummente utilizado, descrito pela primeira vez por Clauss (Clauss; 1957).

A trombina (bovina) em quantidade optimizada é adicionada a uma amostra de plasma pré-diluído 1:10. O tempo de coagulação medido é inversamente proporcional à concentração de fibrinogénio na amostra (Documento NCCLS H21-A3 1998).

Conteúdo

RGT: 2 ml de reagente de trombina,

Trombina bovina liofilizada	~ 100 unidades NIH/ml
BUF: 100 ml de solução tamponada com imidazol	pH 7,4 ± 0,2
Imidazole	0,05 mol/I

Preparação e estabilidade dos reagentes

Reconstituir o RGT com exatamente 2 ml de água destilada. Agitar suavemente até a solução estar completa. O reagente de trabalho é estável durante 8 horas a 1525°C e durante 7 dias a 2-8°C e pode ser congelado num prazo de 4 horas para utilização num prazo de 30 dias.

O BUF está pronto a ser utilizado.

Procedimento de ensaio

Preparar uma diluição 1:10 da amostra (plasma) com BUF antes de utilizar o plasma como amostra. (900 pl de solução salina tamponada com imidazol + 100 pl de plasma).

Pipeta para um tubo de ensaio previamente aquecido	
Amostra diluída	0,2 ml
Incubar durante 4-6 minutos a 37°C	
Adicionar RGT (não aquecer previamente)	0,1 ml
Iniciar o temporizador com a adição do reagente. Registar o tempo necessário para a formação do coágulo	

3.7.3 Tempo de tromboplastina parcial activada (aPTT)

RGT 1: aPTT - reagente EL

RGT 2: $CaCl_2$

Reagente e sua preparação:

RGT 1 pronto a utilizar, misturar suavemente antes de utilizar.

RGT 2 pronto a ser utilizado.

Procedimento de ensaio:

RGT 2 ($CaCl_2$) pré-aquecido a 37°C.

Pipeta para um tubo de ensaio previamente aquecido	
Plasma / Controlo	0,1 ml
Incubar durante 1-2 minutos a 37°C	
Adicionar o reagente aPTT - EL (RG 1)	0,1 ml
Incubar durante 3-5 minutos a 37°C	
Adicionar $CaCl_2$ pré-aquecido (RG 2)	0,1 ml
Iniciar o temporizador com a adição do reagente. Registar o tempo necessário para a formação do coágulo	

3.8 Análise estatística

A análise foi efectuada por 2 Way-ANOVA (análise de variância diferente de 2 vias) para verificar os efeitos do medicamento em vários parâmetros. Os resultados estão representados em média± S.E. A comparação post-hoc foi efectuada pelo teste de Newman-Keuls e os valores de $P<0,05$ foram considerados significativos.

3.9 Exame microscópico

Fixação

Após a remoção do corpo para evitar a autólise, a decomposição bacteriana e para proporcionar uma ligeira dureza, as amostras de fígado, coração e rim foram conservadas em formalina tamponada a 10% durante, pelo menos, 24 horas, para que a morfologia não fosse destruída a qualquer custo.

Exame macroscópico

Antes do corte, foram registados a cor, a forma, o tamanho e a consistência e etiquetados. De diferentes áreas destes órgãos de cada amostra foram cortadas áreas de blocos adequados e foram processadas em cassetes.

Processamento

Os blocos de órgãos em cassetes foram processados num processador automático de tecidos (sistema Gilford 101).

Incorporação

O tabuleiro do molde de aço foi enchido com cera de parafina e a secção do lado pretendido foi mantida no mesmo.

Corte

Foram cortadas secções de tecido de 3-4 microns de espessura de blocos de cera com um micrótomo manual rotativo. As secções de tecido foram montadas em lâminas e secas suavemente na estufa a 60°C durante 1 hora.

Coloração

As secções de tecido foram coradas para exame histológico de rotina seguindo o protocolo:

As lâminas foram imersas num recipiente cheio de xileno-1 durante 3-5 minutos ou agitadas 40 vezes e depois em xileno-2 novamente durante 3-5 minutos para remover a cera (desparafinagem).

As lâminas foram imersas em álcool absoluto durante 1 minuto.

As lâminas foram imersas em álcool a 90% durante 1 minuto.

As lâminas foram imersas em álcool a 70% durante 1 minuto.
As lâminas foram lavadas em água destilada. As secções foram hidratadas.

As lâminas foram colocadas durante 5 minutos em hemotoxilina (para coloração do núcleo).

As lâminas foram descolorizadas em água da torneira durante 5 minutos para remover a coloração extra.

As lâminas foram diferenciadas em álcool ácido (HCl a 1% em álcool a 79%), agitando durante 5-10 minutos para remover a coloração das lâminas.

As lâminas foram lavadas em água da torneira durante 2 minutos.

As lâminas foram observadas ao microscópio para garantir que as secções estavam suficientemente diferenciadas.

As lâminas foram novamente descoradas em água da torneira durante 1 minuto.

As lâminas foram contra-coradas durante 2 minutos numa solução aquosa de eosina a 1% (para coloração do citoplasma).

As lâminas foram lavadas em água da torneira durante 30 segundos.

As lâminas foram desidratadas em álcool a 85% durante 30 segundos.

As lâminas foram desidratadas em álcool a 100% durante 30 segundos para a primeira passagem.

As lâminas foram novamente desidratadas numa segunda passagem em álcool a 100 % durante 30 segundos. Nas etapas 13-16, as lâminas foram novamente desidratadas para preservação dos pormenores.

As lâminas foram novamente limpas em xileno durante 30 segundos para limpeza do álcool.

O recipiente de xileno com as lâminas foi levado para a hotte. As secções foram montadas em DPX (Distrene Polyester Xylene), colocando uma gota de DPX de montagem numa lamela limpa e pressionando suavemente para que a montagem se espalhasse sob a lamela. As secções foram deixadas a secar na hotte durante 90 minutos e foram etiquetadas.

As lâminas foram examinadas ao microscópio de luz com lentes secas de baixa, média e alta potência e os aspectos morfológicos foram registados. As lâminas foram fotografadas para registo permanente e a correlação clínica foi efectuada pelo Professor Associado e Investigador Associado, Departamento de Patologia, Dow University of Health Sciences, Karachi, Paquistão.

Resumo

Este capítulo descreve a conceção do estudo, o contexto do estudo, a amostra e o método de amostragem, a análise da amostra, a recolha e a análise dos dados. No capítulo seguinte, serão analisadas as conclusões/resultados do estudo.

CAPÍTULO 4

Este capítulo apresenta as conclusões do estudo que emergiram da análise dos dados. Além disso, as conclusões do estudo são apresentadas sob a forma de gráficos e imagens histopatológicas.

4. RESULTADOS

Os gráficos 1 e 2 mostram o efeito de diferentes doses de aspirina no nível de SGOT.

Os dados analisados por ANOVA de duas vias (df=1, 90) mostram um efeito altamente significativo do medicamento (F= 29,22, p<0,005), mas um efeito significativo dos dias, ou seja, 10 e 30 dias (F=7,87, p<0,05) e também uma interação significativa entre dois factores variáveis (F= 3,10, p<0,05)

A análise post hoc efectuada pelo teste de Newman-Keuls mostra que o nível de SGOT diminuiu de forma não significativa com Aspirina 75mg após 10 dias e 30 dias.

A análise post hoc pelo teste de Newman-Keuls mostra que o nível de SGOT aumentou significativamente (p≤ 0,0001) na Aspirina 100mg após 10 dias e aumentou significativamente (p≤ 0,005) após 30 dias.

Os resultados mostraram que o nível de SGOT dos coelhos tratados com Aspirina 100 mg após 10 dias aumentou muito significativamente do que após 30 dias.

A análise post hoc pelo teste de Newman-Keuls mostra que o nível de SGOT diminuiu significativamente (p≤ 0,01) com Aspirina 150mg após 10 dias, mas não aumentou significativamente após 30 dias.

Os resultados mostraram que o nível de SGOT dos coelhos tratados com Aspirina 150 mg após 10 dias diminuiu significativamente e aumentou de forma não significativa após 30 dias.

A análise post hoc pelo teste de Newman-Keuls mostra que o nível de SGOT não aumentou significativamente com Aspirina 300mg após 10 dias e 30 dias.

Os gráficos 3 e 4 mostram o efeito de diferentes doses de aspirina no nível de SGPT.

Os dados analisados por ANOVA de duas vias (df=1, 90) mostram um efeito altamente significativo do medicamento (F= 71,10, p<0,005) mas um efeito não significativo dos dias, ou seja, 10 e 30 dias (F= 0,00) e também uma interação altamente significativa entre dois factores variáveis (F= 30,83, p<0,005)

A análise post hoc pelo teste de Newman-Keuls mostra que o nível de SGPT diminuiu significativamente (p≤ 0,0001) na Aspirina 75mg após 10 dias e aumentou significativamente (p≤ 0,0001) após 30 dias.

Os resultados mostraram que o nível de SGPT dos coelhos tratados com Aspirina 75 mg após 10 dias diminuiu significativamente e aumentou significativamente após 30 dias.

A análise post hoc pelo teste de Newman-Keuls mostra que o nível de SGPT diminuiu significativamente (p≤ 0,0001) com Aspirina 100mg após 10 dias e 30 dias.

Os resultados mostraram que o nível de SGPT dos coelhos tratados com Aspirina 100 mg após 10 dias e 30 dias era o mesmo, independentemente da duração do tratamento.

A análise post hoc pelo teste de Newman-Keuls mostra que o nível de SGPT diminuiu significativamente (p≤ 0,0001) com Aspirina 150mg após 10 dias e 30 dias.

Os resultados mostraram que o nível de SGPT dos coelhos tratados com Aspirina 150 mg após 10 dias e 30 dias era o mesmo, independentemente da duração do tratamento.

A análise post hoc pelo teste de Newman-Keuls mostra que o nível de SGPT diminuiu significativamente (p≤ 0,0001) com Aspirina 300mg após 10 dias e 30 dias.

Os resultados mostraram que o nível de SGPT dos coelhos tratados com Aspirina 300 mg após 10 dias e 30 dias era o mesmo, independentemente da duração do tratamento.

Os gráficos 5 e 6 mostram o efeito de diferentes doses de aspirina no tempo de protrombina.

Os dados analisados por ANOVA de duas vias (df=1, 90) mostram um efeito altamente significativo do medicamento (F= 14,81, $p<0,005$) e também um efeito altamente significativo dos dias, ou seja, 10 e 30 dias (F=15,40, $p<0,005$) e também uma interação altamente significativa entre dois factores variáveis (F= 26,85, $p<0,005$)

A análise post hoc pelo teste de Newman-Keuls mostra que o tempo de protrombina aumentou significativamente ($p\leq 0,0001$) com Aspirina 75mg após 10 dias, mas não aumentou significativamente após 30 dias.

Os resultados mostraram que o tempo de protrombina dos coelhos tratados com Aspirina 75 mg após 10 dias aumentou muito significativamente do que após 30 dias.

A análise post hoc pelo teste de Newman-Keuls mostra que o tempo de protrombina não aumentou significativamente com Aspirina 100mg após 10 dias e 30 dias.

A análise post hoc pelo teste de Newman-Keuls mostra que o tempo de protrombina aumentou significativamente ($p\leq 0,01$) com Aspirina 150mg após 10 dias, mas não aumentou significativamente após 30 dias.

Os resultados mostraram que o tempo de protrombina dos coelhos tratados com Aspirina 150 mg após 10 dias aumentou muito significativamente do que após 30 dias.

A análise post hoc pelo teste de Newman-Keuls mostra que o tempo de protrombina não aumentou significativamente com Aspirina 300mg após 10 dias e 30 dias.

Os gráficos 7 e 8 mostram o efeito de diferentes doses de aspirina no tempo de tromboplastina parcial activada.

Os dados analisados por ANOVA de duas vias (df=1, 90) mostram um efeito altamente significativo do medicamento (F= 9,36, $p<0,005$) e também um efeito altamente significativo dos dias, ou seja, 10 e 30 dias (F=12,99, $p<0,005$) e também uma interação altamente significativa entre dois factores variáveis (F= 20,93, $p<0,005$)

A análise post hoc pelo teste de Newman-Keuls mostra que o tempo de tromboplastina parcial activada aumentou significativamente ($p\leq 0,0001$) na Aspirina 75mg após 10 dias, mas diminuiu significativamente ($p\leq 0,0001$) após 30 dias.

Os resultados mostraram que o tempo de tromboplastina parcial activada dos coelhos tratados com Aspirina 75 mg após 10 dias aumentou significativamente e diminuiu significativamente após 30 dias.

A análise post hoc pelo teste de Newman-Keuls mostra que o tempo de tromboplastina parcial activada diminuiu significativamente ($p \leq 0{,}0001$) com Aspirina 100mg após 10 dias, mas não aumentou significativamente após 30 dias.

Os resultados mostraram quc o tempo de tromboplastina parcial activada dos coelhos tratados com Aspirina 100 mg após 10 dias diminuiu significativamente e aumentou de forma não significativa após 30 dias.

A análise post hoc pelo teste de Newman-Keuls mostra que o tempo de tromboplastina parcial activada diminuiu significativamente ($p \leq 0{,}0001$) com Aspirina 150mg após 10 dias, mas não aumentou significativamente após 30 dias.

Os resultados mostraram que o tempo de tromboplastina parcial activada dos coelhos tratados com Aspirina 150 mg após 10 dias diminuiu significativamente e aumentou de forma não significativa após 30 dias.

A análise post hoc pelo teste de Newman-Keuls mostra que o tempo de tromboplastina parcial activada diminuiu significativamente ($p \leq 0{,}0001$) com Aspirina 300mg após 10 dias, mas não diminuiu significativamente após 30 dias.

Os resultados mostraram que o tempo de tromboplastina parcial activada dos coelhos tratados com Aspirina 300 mg após 10 dias diminuiu muito significativamente do que após 30 dias.

Os gráficos 9 e 10 mostram o efeito de diferentes doses de aspirina na contagem de plaquetas.

Os dados analisados por ANOVA de duas vias ($df=1, 90$) mostram um efeito altamente significativo do medicamento ($F= 45{,}97$, $p<0{,}005$) mas um efeito não significativo dos dias, ou seja, 10 e 30 dias ($F=0{,}04$) e também uma interação altamente significativa entre dois factores variáveis ($F= 13{,}08$, $p<0{,}005$)

A análise post hoc pelo teste de Newman-Keuls mostra que a contagem de plaquetas aumentou significativamente ($p \leq 0{,}0001$) no grupo Aspirina 75 mg após 10 dias e 30 dias.

Os resultados mostraram que a contagem de plaquetas dos coelhos tratados com Aspirina 75 mg após 10 dias e 30 dias era a mesma, independentemente da duração do tratamento.

A análise post hoc pelo teste de Newman-Keuls mostra que a contagem de plaquetas aumentou significativamente ($p \leq 0,0001$) na Aspirina 100mg após 10 dias e aumentou significativamente ($p<0,001$) após 30 dias.

Os resultados mostraram que a contagem de plaquetas dos coelhos tratados com Aspirina 100mg após 10 dias aumentou muito significativamente do que após 30 dias.

A análise post hoc pelo teste de Newman-Keuls mostra que a contagem de plaquetas aumentou significativamente ($p \leq 0,0001$) com Aspirina 150mg após 10 dias, mas não diminuiu significativamente após 30 dias.

Os resultados mostraram que a contagem de plaquetas dos coelhos tratados com Aspirina 150 mg após 10 dias foi aumentada significativamente e diminuída de forma não significativa após 30 dias.

A análise post hoc pelo teste de Newman-Keuls mostra que a contagem de plaquetas aumentou significativamente ($p \leq 0,0001$) na Aspirina 300mg após 10 dias e aumentou significativamente ($p \leq 0,005$) após 30 dias.

Os resultados mostraram que a contagem de plaquetas dos coelhos tratados com Aspirina 300mg após 10 dias aumentou muito significativamente do que após 30 dias.

Os gráficos 11 e 12 mostram o efeito de diferentes doses de aspirina no nível de fibrinogénio.

Os dados analisados por ANOVA de duas vias ($df=1, 90$) mostram um efeito altamente significativo do medicamento ($F= 12,80$, $p<0,005$), mas um efeito significativo dos dias, ou seja, 10 e 30 dias ($F=6,95$, $p<0,05$) e também uma interação significativa entre dois factores variáveis ($F= 3,39$, $p<0,05$)

A análise post hoc pelo teste de Newman-Keuls mostra que o nível de fibrinogénio não diminuiu significativamente com a Aspirina 75 mg após 10 dias, mas aumentou mais significativamente ($p \leq 0,005$) após 30 dias.

Os resultados mostraram que o nível de fibrinogénio dos coelhos tratados com Aspirina 75 mg após 10 dias diminuiu de forma não significativa e aumentou significativamente após 30 dias.

A análise post hoc pelo teste de Newman-Keuls mostra que o nível de fibrinogénio aumentou significativamente ($p \leq 0,0001$) na Aspirina 100 mg após 10 dias, mas não aumentou significativamente após 30 dias.

Os resultados mostraram que o nível de fibrinogénio dos coelhos tratados com Aspirina 100 mg após 10 dias aumentou muito significativamente do que após 30 dias.

A análise post hoc pelo teste de Newman-Keuls mostra que o nível de fibrinogénio aumentou significativamente ($p \leq 0,0001$) com Aspirina 150 mg após 10 dias, mas não aumentou significativamente após 30 dias.

Os resultados mostraram que o nível de fibrinogénio dos coelhos tratados com Aspirina 150 mg após 10 dias aumentou muito significativamente do que após 30 dias.

A análise post hoc pelo teste de Newman-Keuls mostra que o nível de fibrinogénio não diminuiu significativamente com a Aspirina 300 mg após 10 dias, mas aumentou de forma altamente significativa ($p \leq 0,0001$) após 30 dias.

Os resultados mostraram que o nível de fibrinogénio dos coelhos tratados com Aspirina 300 mg após 30 dias aumentou significativamente e diminuiu de forma não significativa após 10 dias.

4.2 Achados histopatológicos

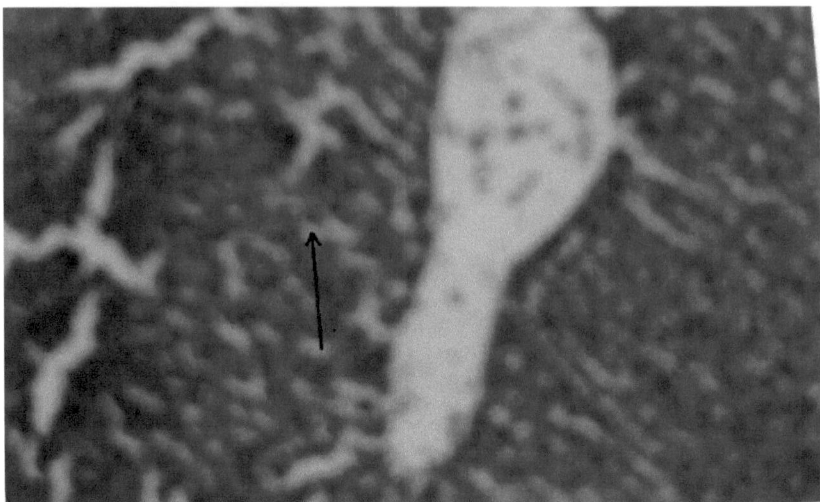

Figura-1.1 Lâmina histopatológica dos tecidos hepáticos de coelhos de controlo

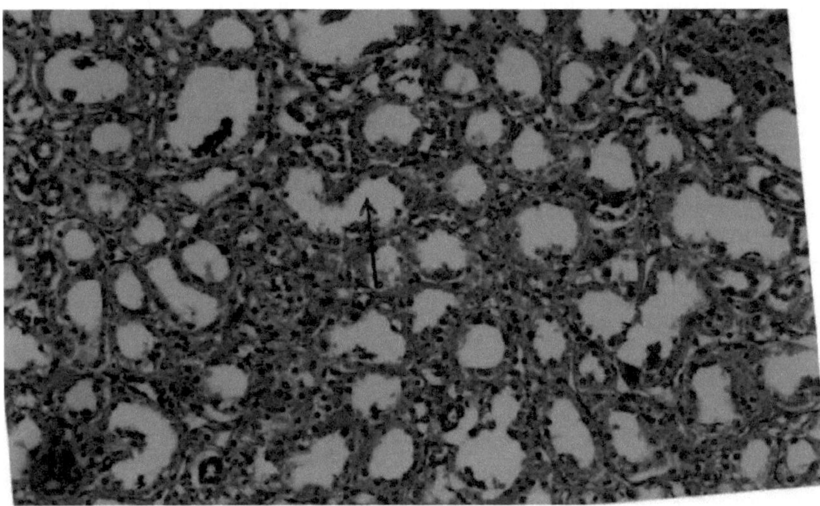

Figura-1.2 Lâmina histopatológica dos tecidos renais de coelhos de controlo

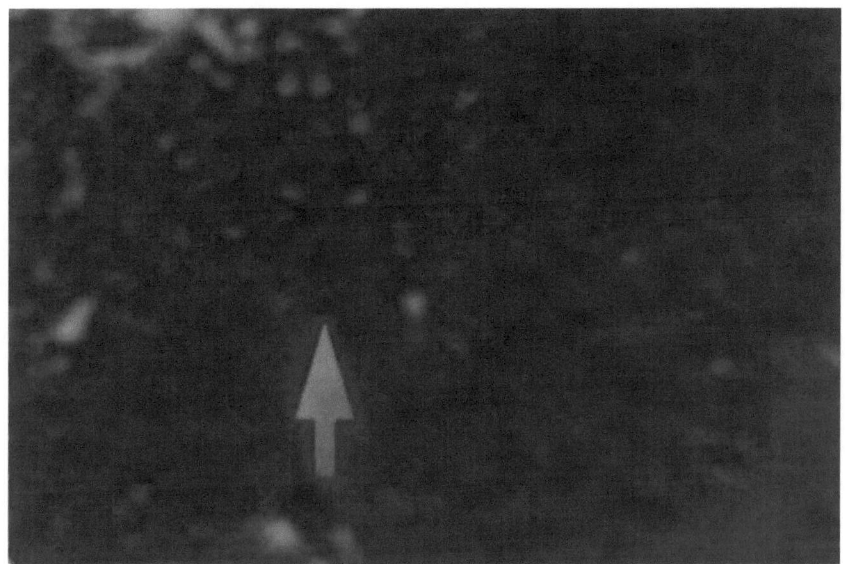

Figura-2.1 Lâmina histopatológica de tecidos hepáticos mostrando os efeitos da Aspirina na dose de 75mg

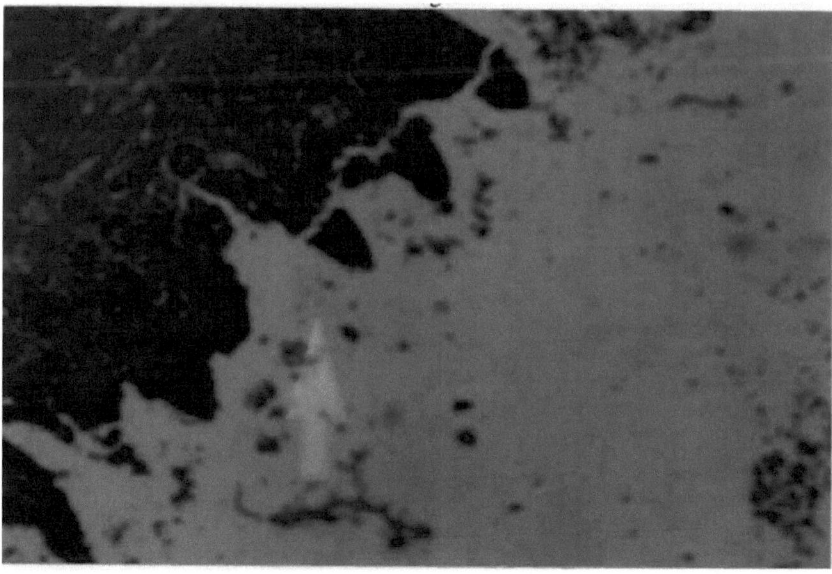

Figura-2.2 Lâmina histopatológica dos tecidos renais mostrando os efeitos da Aspirina na dose de 75 mg

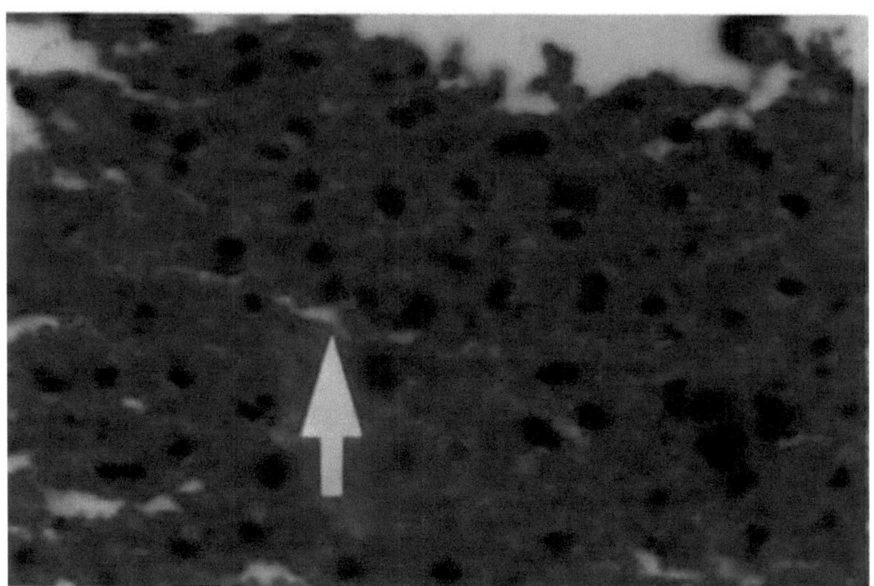

Figura-3.1 Lâmina histopatológica de tecidos hepáticos mostrando os efeitos da Aspirina na dose de 100 mg

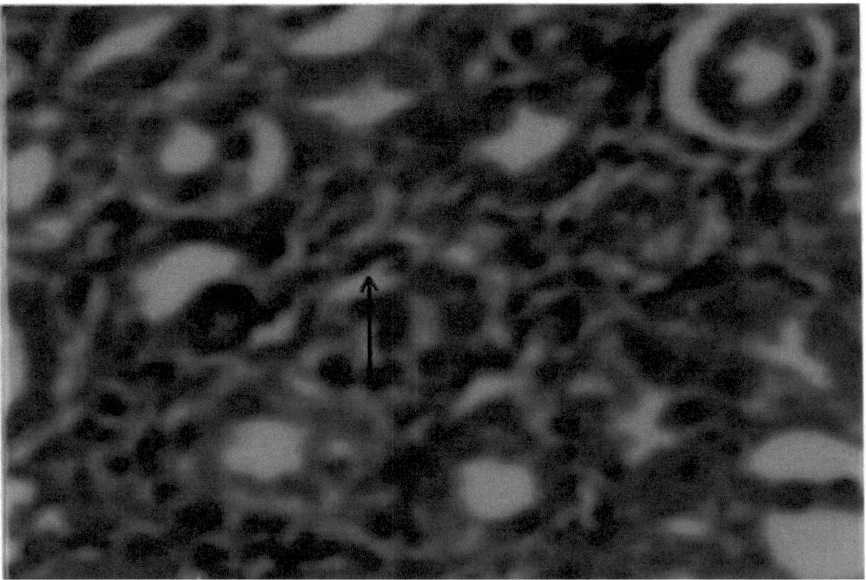

Figura-3.2 Lâmina histopatológica dos tecidos renais mostrando os efeitos da Aspirina na dose de 100 mg

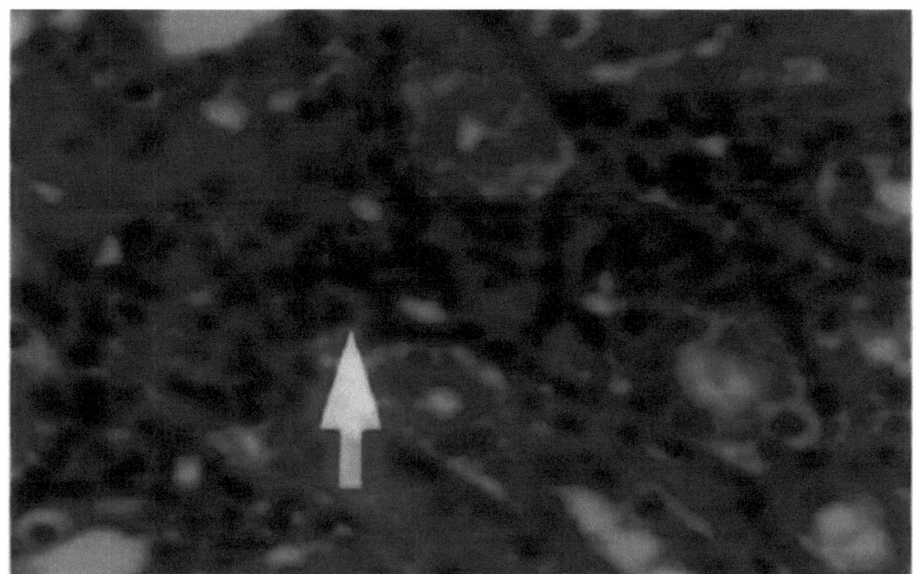

Figura-4.1 Lâmina histopatológica dos tecidos hepáticos mostrando os efeitos da Aspirina na dose de 150 mg

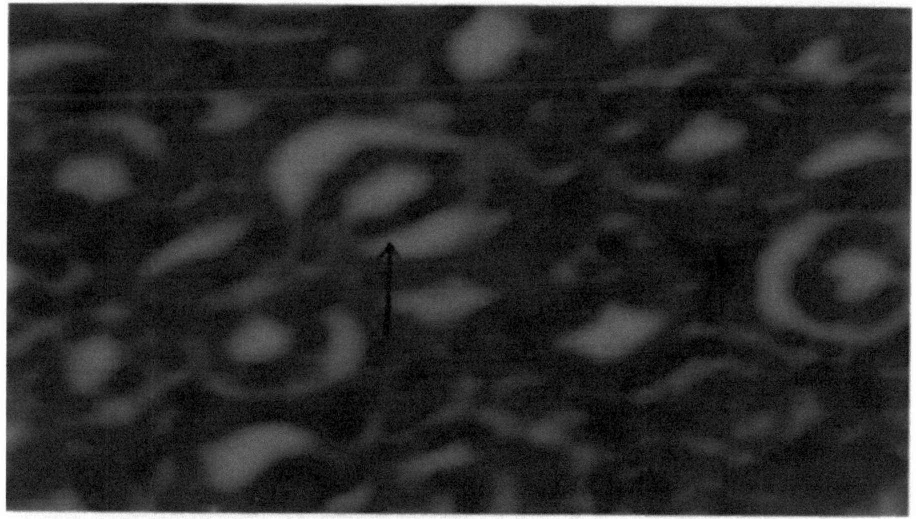

Figura-4.2 Lâmina histopatológica dos tecidos renais mostrando os efeitos da Aspirina na dose de 150 mg

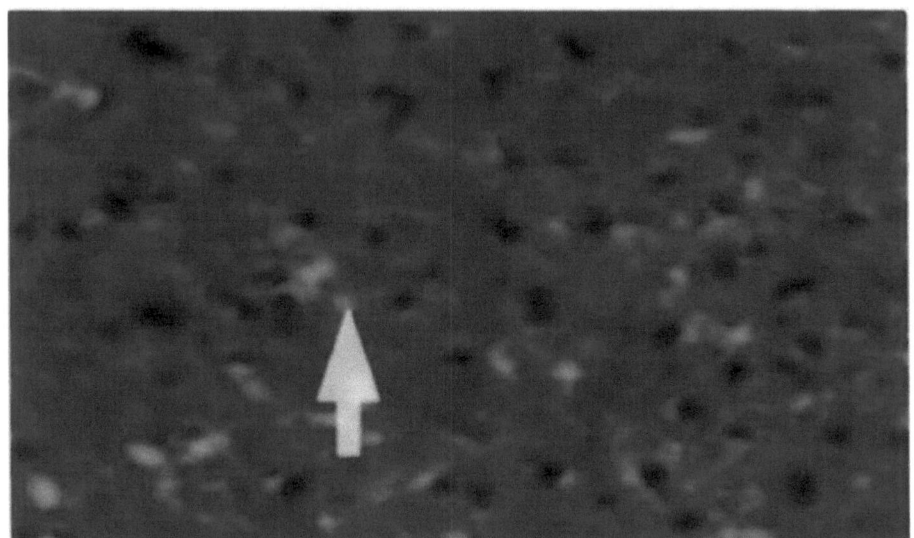

Figura-5.1 Lâmina histopatológica de tecidos hepáticos mostrando os efeitos da Aspirina na dose de 300 mg

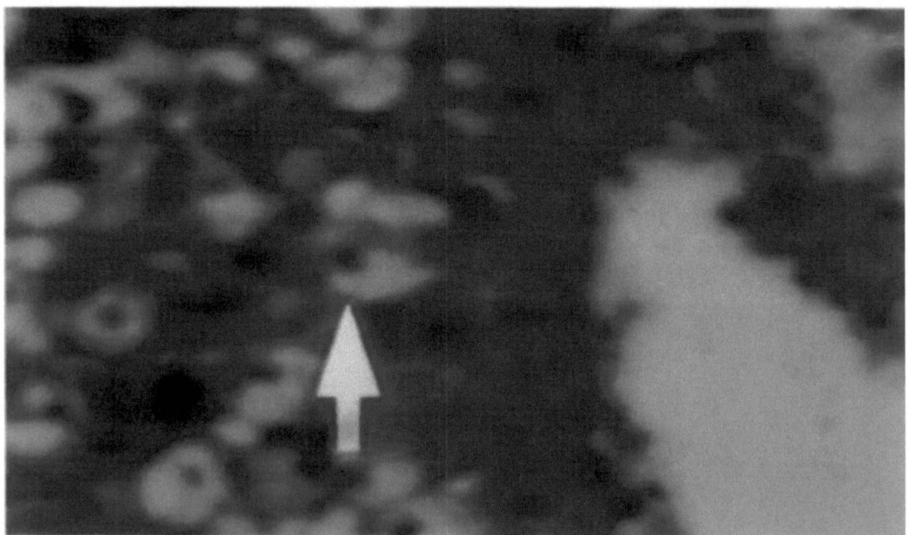

Figura-5.2 Lâmina histopatológica dos tecidos renais mostrando os efeitos da Aspirina na dose de 300 mg

Resumo

Em conclusão, este capítulo abrangeu os resultados do estudo, os resultados do estudo representados nos gráficos e nas imagens histopatológicas também mostraram o efeito de várias doses de aspirina nos tecidos hepático e renal. O próximo capítulo apresentará a discussão em .

CAPÍTULO 5

Este capítulo discute os resultados do estudo no contexto do tema e relaciona os resultados apresentados no capítulo quatro, com o apoio da literatura publicada. Além disso, também elucida a recomendação e a conclusão do estudo.

5. DISCUSSÃO

O presente estudo explorou os efeitos toxicológicos e farmacológicos nas enzimas hepáticas através da administração oral diária de diferentes doses de aspirina 75 mg (CE), 100 mg, 150 mg (CE) e 300 mg e em diferentes preparações, ou seja, com revestimento entérico e sem revestimento entérico, durante 10 dias e 30 dias. Estudos anteriores mostraram que a toxicidade hepática é relatada pela aspirina (Bjorkman; 1998), a maioria das doenças hepáticas é caracterizada pela elevação da enzima transaminase glutâmico-pirúvica sérica (SGPT) do que a transaminase glutâmico-oxeloacética sérica (SGOT), mas duas isenções no abuso de álcool e/ou na cirrose estão associadas a um nível SGOT mais elevado do que o nível SGPT, muitas vezes numa proporção de aproximadamente 2:1 (Palmer; 2004). Na nossa descoberta, o nível de SGOT aumentou em todas as doses após 30 dias de tratamento, mas o nível aumentou significativamente com a dose de 75 mg (CE) e com as doses de 100 mg e 300 mg, o aumento não foi muito significativo. Este efeito pode dever-se às capacidades de libertação de óxido nítrico e de eliminação de radicais livres do fígado; em doses baixas, esta capacidade do fígado diminui, conduzindo a toxicidade hepática. Em doses elevadas, a proteção do fígado é reforçada porque, devido ao aumento da dose, há mais proteção e a toxicidade diminui. Isto é apoiado pela afirmação de que também existe NO-aspirina, que pode ser hepatoprotectora e controlar a agregação plaquetária (Fiourcci e Del Soldatto; 2003). O estudo histopatológico também indica que houve uma inflamação portal ligeira a moderada, esteatose micro vesicular e inchaço celular focal com citólise.

As transaminases hepáticas, a transaminase glutâmico-pirúvica sérica e a transaminase glutâmico-oxeloacética sérica (SGPT e SGOT) são biomarcadores úteis de lesão hepática num doente com algum grau de função hepática intacta (Johnston; 1999,

McClatchey; 2002, Mengel et al; 2005). Uma vez que a SGOT também pode estar elevada noutras doenças que afectam outros órgãos, a SGPT é considerada mais específica para a toxicidade hepática. Fragge et al. (1960) afirmaram que um terço dos seus doentes com insuficiência cardíaca apresentava um nível elevado de SGOT (Fragge et al; 1960). Os estudos referem que o nível de SGOT aumenta em caso de lesão hepática aguda, mas também existe nos glóbulos vermelhos, nos músculos esqueléticos e cardíacos, pelo que os níveis elevados de SGPT não são específicos da lesão hepática, pelo que o SGOT também tem sido utilizado como marcador cardíaco. Por vezes, o rácio SGOT/SGPT é útil na diferenciação entre causas de lesão hepática (Nyblom et al; 2004, Nyblom et al; 2006)

Na nossa descoberta, o nível de SGPT aumentou apenas com a aspirina 75 mg (CE) após 30 dias e todas as outras doses diminuíram o seu nível, independentemente da duração do tratamento. Isto pode dever-se à redução da proteção da alavanca contra a inflamação e à diminuição da ação anti-oxidante. Não foram encontrados estudos que apoiem a nossa conclusão. Os estudos demonstraram que o mecanismo da lesão hepática provocada pela aspirina não é claro. A aspirina produziu hepatotoxicidade como um fenómeno cumulativo que requer dias ou semanas para se desenvolver. Os doentes com doenças reumáticas, bem como as crianças, são principalmente susceptíveis (Zimmerman; 1981). O potencial da aspirina e do salicilato para causar hepatotoxicidade só recentemente foi reconhecido (Prescott; 1980). A aspirina em doses elevadas para o tratamento da febre reumática em crianças causou toxicidade hepática (Karademir et al; 2003, Singh et al; 1992).

Nas nossas lâminas histopatológicas, verificou-se uma inflamação portal ligeira a moderada, esteatose micro vesicular e inchaço celular focal com citólise. Por outro lado, a aspirina 75 mg também tinha revestimento entérico, mas pode afetar as enzimas hepáticas, como já foi referido.

A vantagem reside apenas nos problemas gastrointestinais (GI), enquanto todos os outros efeitos não são alterados, quer se trate de uma preparação entérica ou simples.

Além disso, o presente estudo explorou que o tempo de protrombina (PT) (via extrínseca) é quase o mesmo após a aspirina 75mg (CE), 100mg, 150mg (CE) e 300mg, indicando que a aspirina em diferentes doses não afecta a capacidade de coagulação do plasma. O tempo aumentou ligeiramente após 100 mg apenas após 30 dias de dosagem.

O tempo de tromboplastina parcial activada (aPTT) (coagulação da via intrínseca) aumentou 30 dias após a administração de 100 mg, 150 mg (CE) de aspirina e é indicado que, após a utilização destas doses de aspirina, o doente pode correr o risco de hemorragia. O aPTT diminuiu após a administração de 75 mg (CE) e após 300 mg em doses prolongadas, o que indica que, nestas doses, a capacidade de coagulação da via intrínseca será aumentada, sendo este efeito mais acentuado para 75 mg (CE), pelo que, se for necessária uma dose prolongada, 75 mg (CE) pode predispor à trombose.

Por outro lado, a dose de 150 mg (CE) de aspirina e a dose de 100 mg podem aumentar o risco de hemorragia se a aspirina for administrada durante um período de tempo prolongado, conforme necessário em diferentes problemas cardiovasculares. Assim, em doentes com risco de hemorragia, a dose óptima pode ser de 300 mg em doses prolongadas. A razão da alteração do aPTT deve-se ao efeito sobre o fator de Von Willebrand (vWf) presente num grânulo de plaquetas. Uma vez que a desagregação plaquetária é produzida pela aspirina, a ativação do vWf é atrasada, o que leva a um atraso no aPTT, predispondo a hemorragias. Este efeito aumenta com o aumento das doses, mas após uma terapêutica prolongada com 300 mg, as vias alternativas podem compensar, levando à restauração do aPTT (Sadler; 1998).

O fibrinogénio liga-se após a ativação das plaquetas e, uma vez que aqui a ativação das plaquetas é reduzida, o nível de fibrinogénio aumenta, o que se verificou no nosso estudo. O aumento do nível de fibrinogénio pode levar a certas doenças do sistema cardio-vascular (CVS), pelo que este parâmetro deve ser monitorizado. A aspirina em 100mg pode elevar o fibrinogénio de forma mais acentuada do que 300mg e 150mg (CE). Uma vez que a trombina e a plasmina desempenham um papel no catabolismo do fibrinogénio, um aumento da dose de aspirina reduz o nível de fibrinogénio, o que é essencial para reduzir os episódios trombo-embólicos em doentes mantidos com aspirina.

As preparações com revestimento entérico têm apenas a vantagem de ultrapassar os efeitos adversos gastrointestinais e os outros efeitos não dependem do revestimento.

5.1 CONCLUSÃO

Em conclusão, os resultados deste estudo exploratório mostram que a utilização a longo prazo de 75 mg (CE) pode ser hepatotóxica devido à redução da sua atividade anti-oxidante, mas, segundo as nossas conclusões, a aspirina 150 mg (CE) pode ser administrada a doentes com insuficiência hepática e outros problemas de IGE, uma vez que não altera significativamente a função hepática.

5.2 RECOMENDAÇÃO

Este trabalho poderia ainda ser alargado para observar o efeito da aspirina no rim, uma vez que no nosso estudo os achados histopatológicos do rim mostram inchaço tubular e celular.

Este trabalho poderia ainda ser alargado para observar os efeitos da combinação de aspirina com prasugrel, clopidogrel e outros antioxidantes em vários parâmetros.

Este trabalho poderia também ser alargado para observar os efeitos da aspirina nos electrólitos, especialmente no sódio e no potássio.

REFERÊNCIAS

Algra AM, Rothwell PM (2012). Effects of regular aspirin on long-term cancer incidence and metastasis: a systematic comparison of evidence from observational studies versus randomised trials. The lancet oncology, 13(5): 518-527.

American Heart Association, "What your Cholesterol Levels Mean"; http://www.americanheart.org/presenter.jhtml?identifier=183#HDL a http://www.americanheart.org. Acedido em maio de 2009.

Anderson JL. (2007). Infarto agudo do miocárdio com supradesnivelamento do segmento ST e complicações do infarto do miocárdio. In: Goldman L, Ausiello D, eds. Cecil Medicine. 23ª edição. Philadelphia, Pa: Saunders Elsevier; 2007: cap. 72.

Annals of Internal Medicine, "Platelet Function after Taking Ibuprofen for 1 Week" ; http://www.annals.org/cgi/content/full/142/7/I-54. Recuperado em 2008-08-26.

Anthea M, Hopkins J, McLaughlin CW, Johnson S, Warner MQ, LaHart D, Wright JD (1993). Human Biology and Health. Englewood Cliffs New Jersey, EUA, 76-1.

Armstrong, April W, Golan DE (2008). Pharmacology of Hemostasis and Thrombosis (Farmacologia da Hemostasia e Trombose). Em David E Golan, Armen H. Tashjian, Ehrin J. Armstrong e April W. Armstrong. Principles of pharmacology: the pathophysiologic basis of drug therapy. Philadelphia: Lippincott Williams & Wilkins. Página 388.

Athreya BH, Gorske AL, Myers AR (1973). Aspirin-induced abnormalities of liver function. Archives of Pediatrics & Adolescent Medicine, 126(5): 638-641.

Atwell TD, Smith RL, Hesley GK, Callstrom MR, Schleck CD, Harmsen WS, Charboneau JW, Welch TJ (2010). Incidência de hemorragia após 15.181 biopsias percutâneas e o papel da aspirina. AJR Am J Roentgenol, 194(3):784-9.

Awtry EH, Loscalzo J (2007). Aspirina. Platelets, 2nd edition: 1099-1125.

Bachert C, Chuchalin A, Eisebitt R, Netayzhenko V, Voelker M (2005). Aspirina comparada com acetaminofeno no tratamento da febre e de outros sintomas de infeção do trato respiratório superior em adultos: um estudo multicêntrico, aleatório, duplamente cego, duplo- fictício, controlado por placebo, de grupos paralelos, de dose única, de 6 horas de variação de dose. Clinical therapeutics, 27 (7): 993-1003.

Baigent C, Blackwell L, Collins R, Emberson J, Godwin J, Peto R, Buring J, Hennekens C, Kearney P, Meade T, Patrono C, Roncaglioni MC, Zanchetti A (2009). Aspirin in the primary and secondary prevention of vascular disease: collaborative meta-analysis of individual participant data from randomised trials (Aspirina na prevenção primária e secundária de doenças vasculares: meta-análise colaborativa de dados de participantes individuais de ensaios aleatórios). Lancet, 373(9678): 1849-60.

Barohn RJ (2007). Doenças musculares. In: Goldman L, Ausiello D, eds. Cecil Medicine. 23ª edição. Philadelphia, Pa: Saunders Elsevier; 2007: cap. 447.

Bernstein BH, Singsen BH, King KK, Hanson V (1977). Hepatotoxicidade induzida pela aspirina e o seu efeito na artrite reumatoide juvenil. Am J Dis Child, 131(6):659-63.

Bjorkman D (1998). Toxicidade do fígado, do trato gastrointestinal inferior e do esófago associada a fármacos anti-inflamatórios não esteróides. The American Journal of Medicine, 105(5)1: 17S-21S.

Bjornsson TD, Schneider DE, Berger H (1989). A aspirina acetila o fibrinogénio e aumenta a fibrinólise. O efeito fibrinolítico é independente de alterações nos níveis de ativador do plasminogénio. Journal of Pharmacology and Experimental Therapeutics, 250(1): 154-161.

Bode-Boger SM, Boger RH, Schubert M, Frolich JC (1998). Effects of very low dose and enteric-coated acetylsalicylic acid on prostacyclin and thromboxane formation and on bleeding time in healthy subjects. Eur J Clin Pharmacol, 54(9-10):707-14.

Boehm TK, Sojar H, DeNardin E (2010). Efeito dependente da concentração de fibrinogénio na ligação a antigénios específicos de IgG e na fagocitose. Cellular Immunology, 263(1): 41-48.

Bonclera M, Gresnera P, Nocuna M, Rywaniaka J, Dolnikd M, Ryszb J, Wilkb R,

Czyze M, Markuszewskif L, Banachb M, Watalaa C (2007). O colesterol elevado reduz a acetilação plaquetária mediada pelo ácido acetilsalicílico. Biochimica et Biophysica Ata (BBA) Assuntos Gerais, 1770(12): 16511659.

Bosetti C, Rosato V, Gallus S, Cuzick J, La Vecchia C (2012). Aspirina e risco de cancro: uma revisão quantitativa até 2011. Annals of Oncology 23(6): 1403-1415.

British Columbia medical association, Guidelines & protocolsadvisory committee, "Warfarin Therapy Management in Adults"; http:// www.BCGuidelines.ca 1 de outubro de 2010.

Carlo P (1998). Prevenção do Enfarte do Miocárdio e do Acidente Vascular Cerebral pela Aspirina: Mecanismos diferentes? Dosagem diferente? Thrombosis Research, 92(1): Suplemento 1, S7-S12.

Carson-DeWitt R (2008). Enzimas cardíacas e ataques cardíacos. Guia do About.com, Doenças e condições de saúde do About.com.

Chyka PA, Erdman AR, Christianson G, Wax PM, Booze LL, Manoguerra AS, Scharman EJ (2007). Envenenamento por salicilato: uma diretriz de consenso baseada em evidências para a gestão extra-hospitalar. Toxicologia clínica, 45(2): 95131.

Cuzick J, Thorat MA, Bosetti C, Brown PH, Burn J, Cook NR, Law M (2014). Estimativas de benefícios e danos do uso profilático de aspirina na população em geral. Annals of Oncology, 26: 47-57.

Di Minno G, Silver MJ, Murphy S (1983). Monitorização da entrada de novas plaquetas na circulação após a ingestão de aspirina. Blood, 61(6): 1081-1085.

Ernst (1993). O papel do fibrinogénio como fator de risco cardiovascular. Atherosclerosis, 100(1): 1-12.

Feroz Z, Khan RA, Afroz S (2011). Toxicidades cumulativas no perfil lipídico e na glicose após a administração de medicamentos antiepilépticos, anti-hipertensivos, antidiabéticos e antiarrítmicos. Pak. J. Pharm. Sci., 24(1): 47-51.

Fiorucci S, Del Soldato P (2003). NO-aspirina: mecanismo de ação e segurança gastrointestinal. Digestive and Liver Disease, 35(2): S9-S19.

FitzGerald GA (1991). Mechanisms of platelet activation: thromboxane A 2 as an amplifying signal for other agonists. The American journal of cardiology, 68(7): B11-B15.

Fogoros RN (2009). Enzimas cardíacas. Guia About.com, Doenças e Condições de Saúde About.com.

Fragge RG, Kopel FB, Iglauer A (1960). Transaminase glutâmico-oxalacética sérica na insuficiência cardíaca congestiva: estudo clínico e revisão da literatura. Ann Intern Med., 52: 1042-1050.

Fries D, Innerhofer P, Schobersberger W (2009). Tempo para mudar o manejo da coagulação em hemorragias maciças relacionadas ao trauma. Opinião Atual em Anestesiologia, 22(2): 267-74.

Funk CD, Funk LB, Kennedy ME, Pong AS, Fitzgerald GA (1991). Prostaglandina G/H sintase de plaquetas humanas e células de eritroleucemia: clonagem de cDNA, expressão e atribuição cromossómica do gene. The FASEB Journal, 5(9): 2304-2312.

Gaudreault P, Temple AR, Lovejoy FH (1982). A gravidade relativa do envenenamento agudo versus crónico por salicilato em crianças: uma comparação clínica. Pediatrics, 70(4): 566-569.

Gerrah R, Fogel M, Gilon D (2004). Aspirina diminui a libertação do fator de crescimento endotelial vascular durante a isquemia do miocárdio. Int J Cardiol., 94(1): 25-9.

Goldblatt H (1969). The effect of high salt intake on the blood pressure of rabbits. Laboratory Investigation, 21(2): 126-8.

Goodman GS, Hardman Joel G, Limbird Lee E, "The pharmacological basis of therapeutics"; 10th edition: 2001, by Mc Grew Hills, pages 696, 699, 702, 1534.

Gorelick PB (2008). Terapia antiplaquetária para prevenção de AVC recorrente. Journal of the American Society of Hypertension, 2 (1): 3-7.

Healthwise, Incorporated. Healthwise, Healthwise for every health decision, e o logótipo Healthwise são marcas comerciais da Healthwise, Incorporated. (©

19952010). Última atualização: 15 de setembro de 2008.

Hillman RJ, Prescott LF (1985). Treatment of salicylate poisoning with repeated oral charcoal. Br Med J. (Clin Res Ed), 291(6507): 1472-1472.

Hsieh KS, Weng KP, Lin CC, Huang TC, Lee CL, Huang SM (dezembro de 2004). Tratamento da doença de Kawasaki aguda: o papel da aspirina no estágio febril revisitado. Pediatria, 114 (6): 689-93.

John M (2005). Rosen's emergency medicine: concepts and clinical practice. Mosby/Elsevier, p. 2341.

John M (2006). Rosen's emergency medicine: concepts and clinical practice. Mosby/Elsevier, p. 2342.

Johnston DE (1999). Considerações especiais na interpretação de testes de função hepática. Am Fam Physician, 59(8): 2223-30.

Julian DG, Chamberlain DA, Pocock SJ (1996). A comparison of aspirin and anticoagulation following thrombolysis for myocardial infarction (the AFTER study): a multicentre unblinded randomised clinical trial. British Medical Journal, 313 (7070): 1429-1431.

Karademir S, OGuz D, Senocak F, Ocal B, Karakurt C, Cabuk F (2003). Terapia com tolmetina e salicilato na febre reumática aguda: Comparação da eficácia clínica e dos efeitos secundários. Pediatrics international official journal of the Japan Pediatric Society, 45(6): 676-9.

Kim JM, Koo YK, Jin J, Lee YY, Park S, Yun-Choi HS (2009). Augmentation of U46619 induced human platelet aggregation by aspirin. Platelets, 20(2):111-9.

Kotani K, Caccavello R, Hermo R, Yamada T, Taniguchi N, Gugliucci A (2010). Concentração sérica de colesterol associada à atividade da aspirina esterase em idosos: dados preliminares. Int J Med Sci., 7(2):90-3.

Krumholz HM, Radford MJ, Ellerbeck EF, Hennen J, Meehan TP, Petrillo M, Wang Y, Kresowik TF, Jencks SF (1995). Aspirin in the treatment of acute myocardial infarction in elderly Medicare beneficiaries. Patterns of use and outcomes (Padrões de utilização e resultados). Circulation, 92 (10): 2841-7. PMID 7586250. ISIS-2 Collaborative group (1988). Ensaio aleatório de estreptoquinase intravenosa, aspirina oral, ambos, ou nenhum entre 17.187 casos de suspeita de enfarte agudo do miocárdio: ISIS-2. Lancet, 2 (2): 349-60.

Kumar, Clark (2005). "8". "Medicina Clínica" (Sexta Ed.). Elsevier Saunders, página 469.

Lacy CF, Armstrong LL, Goldman MP, Lance LL (2011). Livro manual de referência de medicamentos da Lexi-Comp. Lexi-Comp Inc., 19th edição: 142-143.

Lacy CF, Armstrong LL, Goldman MP, Lance LL "Laxi Comp's Drug reference hand book" Edição 19th, 2010-2011: Páginas 142-143.

Lang T, Johanning K, Metzler H, Piepenbrock S, Solomon C, Rahe-Meyer N, Tanaka KA (2009). Os efeitos dos níveis de fibrinogénio nas variáveis tromboelastométricas na presença de trombocitopenia. Anesthesia and Analgesia, 108(3): 751-8.

Lee PY, Chen WH, Ng W, Cheng X, Kwok JYY, Tse HF, Lau CP (2005). A aspirina em baixa dose aumenta a resistência à aspirina em pacientes com doença arterial coronária. The American Journal of Medicine, 118 (7): 723-727.

Macdonald S (2002). Proibição do uso de aspirina em menores de 16 anos. BMJ, 325(7371): 988.

May JA, Heptinstall S, Cole AT, Hawkey CJ (1997-Out). Platelet responses to several agonists and combinations of agonists in whole blood: a placebo controlled comparison of the effects of a once daily dose of plain aspirin 300mg, plain aspirin 75mg and enteric coated aspirin 300mg, in man. Thrombosis Research, 88 (2): 183-192.

McClatchey, Kenneth D (2002). Clinical laboratory medicine. Lippincott Williams & Wilkins, 2nd edição: 288.

Quadro de Investigação em Clínica Geral do Conselho de Investigação Médica. (1998). Thrombosis prevention trial: randomised trial of low-intensity oral anticoagulation with warfarin and low-dose aspirin in the primary prevention of ischaemic heart disease in men at increased risk. The Lancet, 351(9098): 233-241.

MedlinePlus, Medical Encyclopedia, "Partial thromboplastin time (PTT)"; http: //www.nlm.nih.gov/medlineplus/ency/article/003653. htm. Recuperado em 2009-01-01.

Mengel M, Schwiebert L (2005). Family medicine: ambulatory care & prevention. McGraw-Hill Professional, 5th edição: 268.

Mort JR, Aparasu RR, Baer RK (2006). Interação entre os inibidores selectivos da recaptação da serotonina e os anti-inflamatórios não esteróides: revisão da literatura. Pharmacotherapy: The Journal of Human Pharmacology and Drug Therapy, 26(9): 1307-1313.

Musumeci G, Di Lorenzo E, Valgimigli M (2011). Duração da terapia antiplaquetária dupla: quais são os factores determinantes? Opinião atual em cardiologia, 26: S4-S14.

Muszbek L, Bagoly Z, Bereczky Z, Katona E (2008). O envolvimento do fator XIII da coagulação sanguínea na fibrinólise e na trombose. Agentes Cardiovasculares e Hematológicos em Química Medicinal, 6(3): 190-205.

Câmara de Compensação de Diretrizes Nacionais (NGC). "Diretriz ACCF/AHA/SCAI 2011 para a intervenção coronária percutânea. Um relatório da American College of Cardiology Foundation/American Heart Association Task Force on Practice Guidelines e da Society for Cardiovascular Angiography and Interventions". Agência dos Estados Unidos para a Investigação e Qualidade dos Cuidados de Saúde (AHRQ). Recuperado em 28 de agosto de 2012.

Nyblom H, Berggren U, Balldin J, Olsson R (2004). O rácio AST/ALT elevado pode indicar doença hepática alcoólica avançada e não o consumo excessivo de álcool. Alcohol Alcohol, 39(4): 336-339.

Nyblom H, Bjornsson E, Simren M, Aldenborg F, Almer S, Olsson R (setembro de 2006). O rácio AST/ALT como indicador de cirrose em doentes com PBC. Liver Int., 26(7): 840-845.

Okanoa K, Naitou A, Yamamotoa M, Arakic M, Mimuraa Y, Ichiharaa K, Yamadaa O (2010). Desenvolvimento de um sistema de ensaio melhorado para a contagem de plaquetas activadas e avaliação através da monitorização da aspirina. O jornal de medicina laboratorial e clínica, 155 (2): 89-96.

Palmer M (2004). Dr. Melissa Palmer's Guide of Hepatitis and Liver Disease. Penguin Putnam.

Paterson JR, Baxter G, Dreyer JS, Halket JM, Flynn R, Lawrence JR (2008). Salicylic Acid sans Aspirin in Animals and Man: Persistence in Fasting and Biosynthesis from Benzoic Acid (Persistência em jejum e biossíntese a partir do ácido benzoico). Journal of Agricultural and Food Chemistry, 56 (24): 11648-11652.

Patrono C, Ciabattoni G, Patrignani P, Pugliese F, Filabozzi P, Catella F, Forni L (1985). Clinical pharmacology of platelet cyclooxygenase inhibition. Circulation, 72(6): 1177-1184.

Patrono C, Coller B, Dalen JE, FitzGerald GA, Fuster V, Gent M, Roth G (2001). Medicamentos activos plaquetários: as relações entre dose, eficácia e efeitos secundários. CHEST Journal, 119(1): 39S-63S.

Paul-Clark MJ, van Cao T, Moradi-Bidhendi N, Cooper D, Gilroy DW (2004). 15-epi-lipoxin A4-mediated Induction of Nitric Oxide Explains How Aspirin Inhibits Acute Inflammation. J. Exp. Med., 200(1): 69-78.

Grupo PHSR (1989). Relatório final sobre a componente aspirina do Physicians' Health Study em curso. Comité de Direção do Grupo de Investigação do Physicians' Health Study. N Engl J Med, 321: 129-135.

Prescott L (1980). Hepatotoxicidade de analgésicos ligeiros. British Journal of Clinical Pharmacology, 10(2): 373-379.

Qazi, N., Khan, RA, Rizwani GH, Feroz Z (2014). Efeito do Carthamus tinctorius (cártamo) nos níveis de glicose no sangue em jejum e insulina em coelhos diabéticos induzidos por aloxana. Revista paquistanesa de ciências farmacêuticas, 27(2).

Ranga GS, Kalra OP, Tandon H, Gambhir JK, Mehrotra G (2007). Effect of aspirin on lipoprotein(a) in patients with ischemic stroke. Journal of Stroke and Cerebrovascular Diseases, 16(5): 220-224.

Sadler JE (1998). "Biochemistry and genetics of Von Willebrand fator"; Revisão anual Biochemistry 67: 395-424.

Schafer AI (2007). Abordagem do paciente com hemorragia e trombose. In: Goldman L, Ausiello D, eds. Cecil Medicine. 23ª edição. Philadelphia, Pa: Saunders Elsevier; 2007: cap. 178.

Schroeder HE, Page RC (1976). Patogénese da doença periodontal inflamatória. Um resumo do trabalho atual. Lab. Invest., 34(3): 235-49.

Schuman G, Klauke R (2003). Novos procedimentos de referência da IFCC para a determinação das concentrações da atividade catalítica de cinco enzimas no soro: limites superiores de referência preliminares obtidos em indivíduos hospitalizados. Clin. Chem. Ata, 327: 69-79.

Schwertnera HA, McGlassona D, Christopherb M, Bush AC (2006). Efeitos de diferentes formulações de aspirina nos tempos de agregação plaquetária e nas concentrações de salicilato no plasma. Thrombosis Research, 118(4): 529-534.

Seaman WE, Ishak KG, Plotz PH (1974). Hepatotoxicidade induzida por aspirina em doentes com lúpus eritematoso sistémico. Annals of internal medicine, 80(1): 1-8.

Serebruany VL, Steinhubl SR, Berger PB, Malinin AI, Baggish JS, Bhatt DL, Topol EJ (2005). Analysis of Risk of Bleeding Complications After Different Doses of Aspirin in 192,036 Patients Enrolled in 31 Randomized Controlled Trials. The American Journal of Cardiology, 95 (10): 1218-1222.

Serebruany VL, Steinhubl SR, Berger PB, Malinin AL, Baggish JS, Bhatt DL, Topol EJ (2005). Analysis of Risk of Bleeding Complications After Different Doses of Aspirin in 192,036 Patients Enrolled in 31 Randomized Controlled Trials. The American Journal of Cardiology, 95(10): 1218-1222.

Shinmura K, Kodani, Xuan YT, Dawn B, Tang XL, Bolli R (2003). Efeito da aspirina no pré-condicionamento tardio contra o atordoamento do miocárdio em coelhos conscientes. Journal of the American College of Cardiology, 41 (7): 11831194.

Simeão (2012). "A aspirina de 3 centavos de Hipócrates por dia pode manter o câncer sob controle". Bloomberg.com. Recuperado em 3 de março de 2016.

Singh Chugh JC, Shembesh AH, Ben-Musa AA, Mehta HC (1992). Hepatotoxicidade da terapêutica com doses elevadas de salicilatos na febre reumática aguda. Annals of tropical paediatrics, 12(1): 37-40.

Sneader W (2000). A descoberta da aspirina: uma reavaliação. British Medical Journal, 321(7276): 1591-1594.

Stone E (1763). Um relato do sucesso da casca do salgueiro na cura de agues. Numa carta dirigida ao Honorável George Earl de Macclesfield, Presidente da RS, pelo Rev. Sr. Edmund Stone, de Chipping-Norton em Oxfordshire. Philosophical Transactions, 53: 195-200.

Tauseef M, Sharma KK, Fahim M (2007). A aspirina restaura a função barorreflexa normal em ratos hipercolesterolémicos através da sua ação antioxidante. Eur J Pharmacol, 556(1-3): 136-43.

Ten Berg JM, Gerritsen WB, Haas FJ, Kelder HC, Verheugt FW, Plokker HT (2002). High-dose aspirin in addition to daily low-dose aspirin decreases platelet activation in patients before and after percutaneous coronary intervention. Thrombosis Research, 105(5): 385-390.

Thisted B, Krantz T, Strom J, Sorensen MB (1987). Auto-envenenamento agudo por salicilato em 177 pacientes consecutivos tratados em UTI. Ata anaesthesiologica scandinavica, 31(4): 312-316.

Tohgi H, Konno S, Tamura K, Kimura B, Kawano K (1992). Effects of low-to- high doses of aspirin on platelet aggregability and metabolites of thromboxane A2 and prostacyclin. Stroke, 23(10): 1400-1403.

Tremblay S (2015). Que alimentos interagem com a aspirina? Livestrong.com, http://www.livestrong.com/articleZ553496-what-food-interacts-with- aspirin/

Vale JA, Kulig K (2003). Position paper: gastric lavage. Journal of toxicology. Toxicologia clínica, 42(7): 933-943.

Verdoodt F, Friis S, Dehlendorff C, Albieri V, Kjaer SK (2016). Uso de anti-inflamatórios não esteróides e risco de cancro do endométrio: Uma revisão sistemática e meta-análise de estudos observacionais. Gynecologic Oncology 140(2): 352-8.

Warner, TD & Mitchell JA (2002). Cyclooxygenase-3 (COX-3): filling in the gaps towards a COX continuum? Proceedings of the National Academy of Sciences, 99(21): 13371-13373.

Waterman M, Fuhrman B, Keidar S, Hayek T (2009). A aspirina promove a suscetibilidade das lipoproteínas de baixa densidade à modificação oxidativa em voluntários saudáveis. Isr Med Assoc J., 11(12):730-4.

Wolfe JD, Metzger AL, & Goldstein RC (1974). Aspirin hepatitis. Annals of internal medicine, 80(1):74-76.

Wolfe JD, Metzger AL, Goldstein RC (1974). Aspirin hepatitis. Annals of internal medicine, 80(1): 74-76.

Yeomans ND, Hawkey CJ, Brailsford W, Naesdal J (2009). Toxicidade gastroduodenal de baixas doses de ácido acetilsalicílico: uma comparação com anti-inflamatórios não esteróides. Curr Med Res Opin, 25(11):2785-93.

Zimmerman HJ (1981). Effects of aspirin and acetaminophen on the liver (Efeitos da aspirina e do acetaminofeno no fígado). Arch Intern Med., 141(3): 333-342.

Zucker P, Daum F, Cohen MI (1975). Hepatite por Aspirina. American Journal of Diseases of Children, 129(12): 1433-1434.

Gráfico 1: Efeito de diferentes doses de aspirina no nível de SGOT com controlo após 10 dias

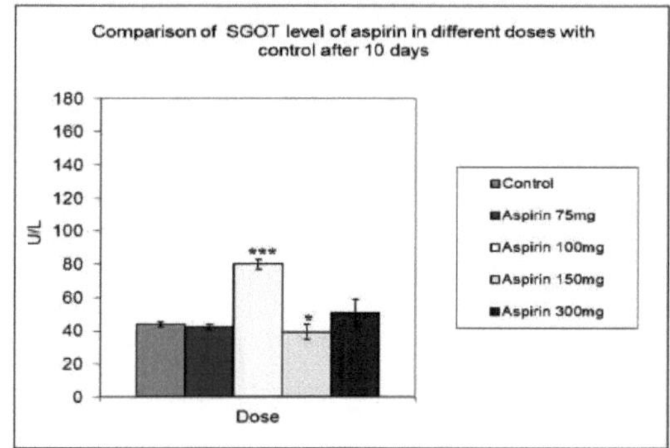

Valores médios± S.E. (n=10). Diferenças significativas pelo teste de Newman-Keuls *p<0,01, **p<0,001/0,005 e ***p<0,0001 em comparação com coelhos de controlo, após ANOVA de duas vias df (1, 90).

Gráfico 2: Efeito de diferentes doses de aspirina no nível de SGOT com controlo após 30 dias

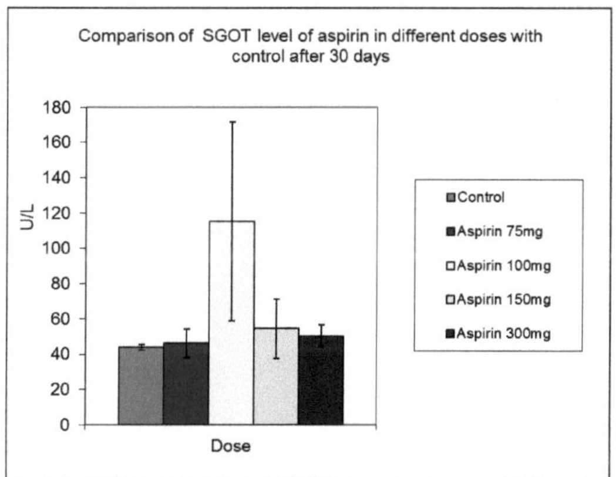

Valores médios± S.E. (n=10). Diferenças significativas pelo teste de Newman-Keuls *p<0,01, **p<0,001/0,005 e ***p<0,0001 em comparação com coelhos de controlo, após ANOVA de duas vias df (1, 90).

Gráfico 3: Efeito de diferentes doses de aspirina no nível de SGPT com controlo após 10 dias

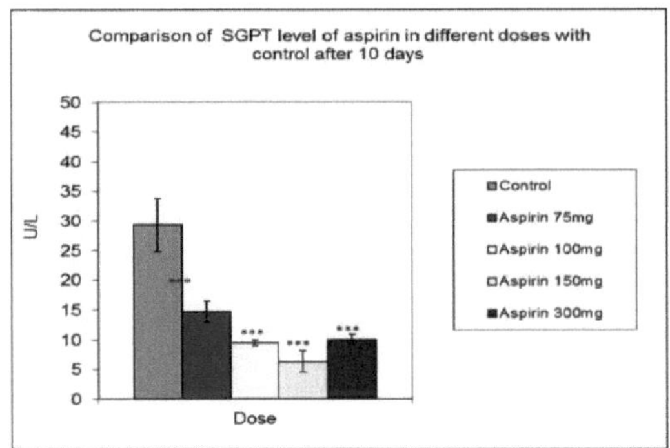

Valores médios± S.E. (n=10). Diferenças significativas pelo teste de Newman-Keuls *p<0,01, **p<0,001/0,005 e ***p<0,0001 em comparação com coelhos de controlo, após ANOVA de duas vias df (1, 90).

Gráfico 4: Efeito de diferentes doses de aspirina no nível de SGPT com controlo após 30 dias

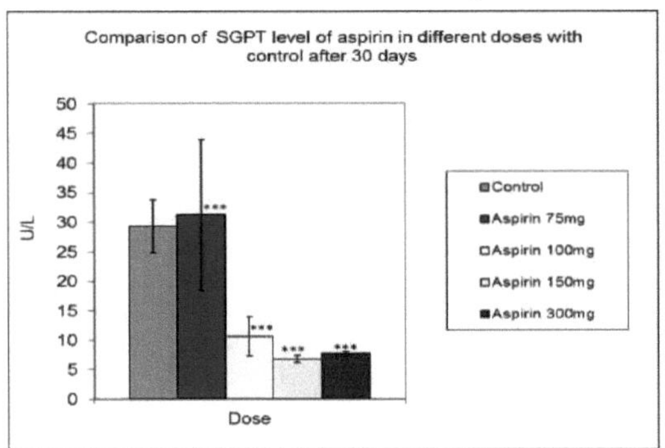

Valores médios± S.E. (n=10). Diferenças significativas pelo teste de Newman-Keuls *p<0,01, **p<0,001/0,005 e ***p<0,0001 em comparação com coelhos de controlo, após ANOVA de duas vias df (1, 90).

Gráfico 5: Efeito de diferentes doses de aspirina no tempo de protrombina com controlo após 10 dias

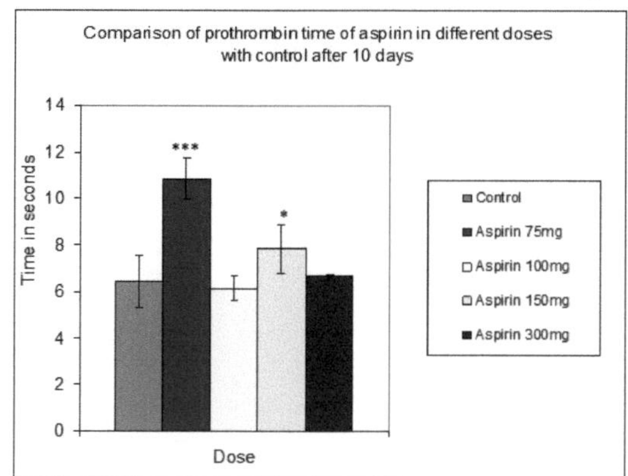

Os valores são a média ± S.E. (n=10). Diferenças significativas pelo teste de Newman-Keuls *p<0,01, ** p<0,001/0,005 e ***p<0,0001 em comparação com coelhos de controlo, após ANOVA de duas vias df (1,90).

Gráfico 6: Efeito de diferentes doses de aspirina no tempo de protrombina com controlo após 30 dias

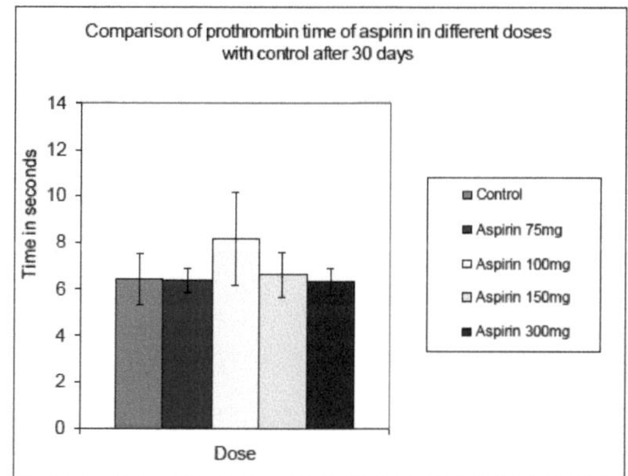

Valores médios± S.E. (n=10). Diferenças significativas pelo teste de Newman-Keuls *p<0,01, **p<0,001/0,005 e ***p<0,0001 em comparação com coelhos de controlo, após ANOVA de duas vias df (1, 90).

Gráfico 7: Efeito de diferentes doses de aspirina no tempo de partialthromboplastina activada em comparação com o controlo após 10 dias

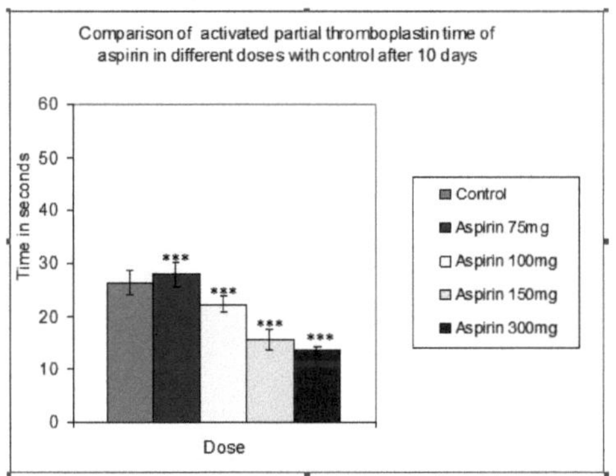

Valores médios± S.E. (n=10). Diferenças significativas pelo teste de Newman-Keuls *p<0,01, **p<0,001/0,005 e ***p<0,0001 em comparação com coelhos de controlo, após ANOVA de duas vias df (1, 90).

Gráfico 8: Efeito de diferentes doses de aspirina no tempo de partialthromboplastina activada em comparação com o controlo após 30 dias

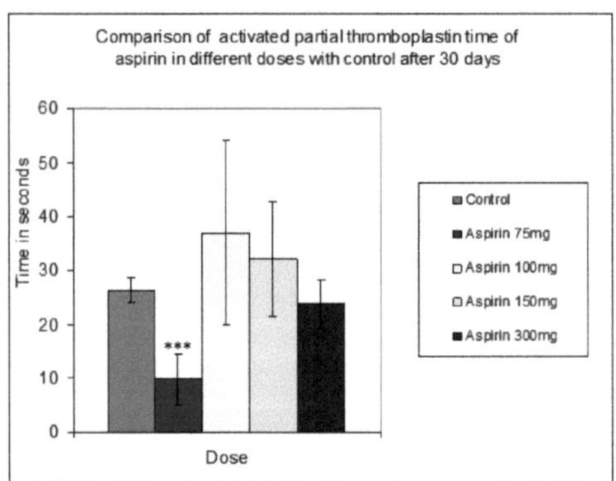

Valores médios± S.E. (n=10). Diferenças significativas pelo teste de Newman-Keuls *p<0,01, **p<0,001/0,005 e ***p<0,0001 em comparação com coelhos de controlo, após ANOVA de duas vias df (1, 90).

Gráfico 9: Efeito de diferentes doses de aspirina na contagem de plaquetas com o controlo após 10 dias

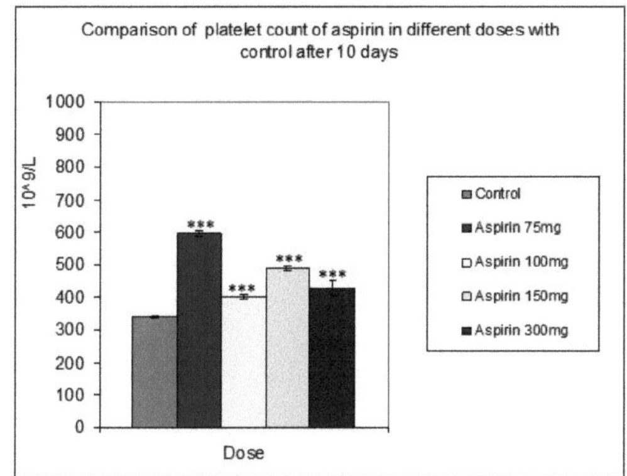

Valores médios± S.E. (n=10). Diferenças significativas pelo teste de Newman-Keuls *p<0,01, **p<0,001/0,005 e ***p<0,0001 em comparação com coelhos de controlo, após ANOVA de duas vias df (1, 90).

Gráfico 10: Efeito de diferentes doses de aspirina na contagem de plaquetas com controlo após 30 dias

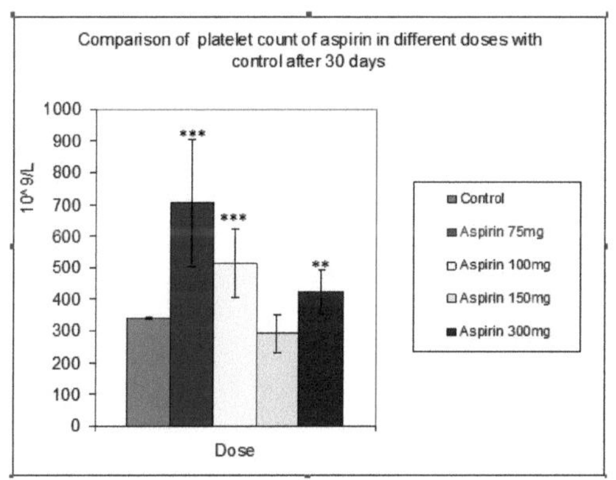

Valores médios± S.E. (n=10). Diferenças significativas pelo teste de Newman-Keuls *p<0,01, **p<0,001/0,005 e ***p<0,0001 em comparação com coelhos de controlo, após ANOVA de duas vias df (1, 90).

Gráfico 11: Efeito de diferentes doses de aspirina no nível de fibrinogénio com o controlo após 10 dias

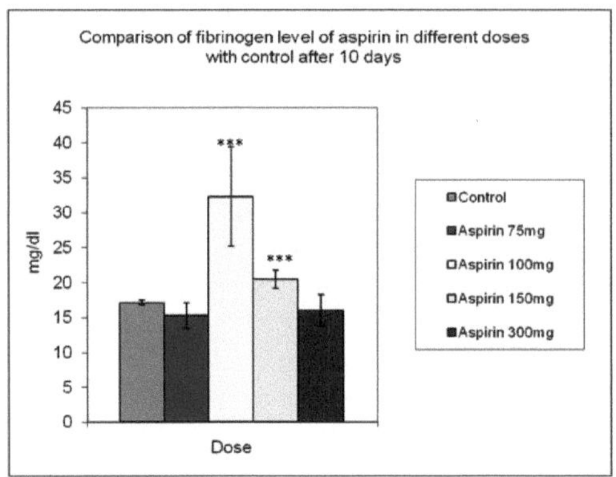

Valores médios± S.E. (n=10). Diferenças significativas pelo teste de Newman-Keuls *p<0,01, **p<0,001/0,005 e ***p<0,0001 em comparação com coelhos de controlo, após ANOVA de duas vias df (1, 90).

Gráfico 12: Efeito de diferentes doses de aspirina no nível de fibrinogénio com o controlo após 30 dias

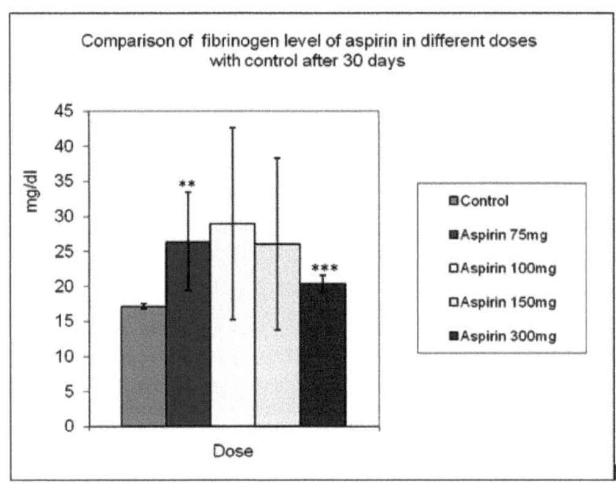

Valores médios± S.E. (n=10). Diferenças significativas pelo teste de Newman-Keuls *p<0,01, **p<0,001/0,005 e ***p<0,0001 em comparação com coelhos de controlo, após ANOVA de duas vias df (1, 90).

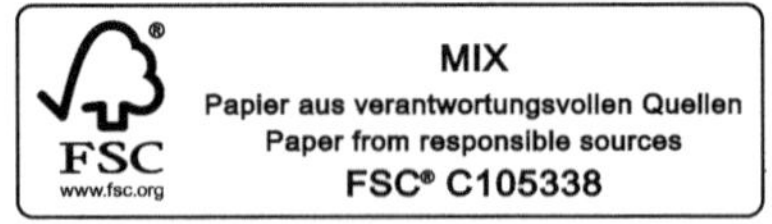

Printed by Books on Demand GmbH, Norderstedt / Germany